発達障害診療の道しるべ

福山市保健福祉局保健部
こども発達支援センター

著 荻野 竜也

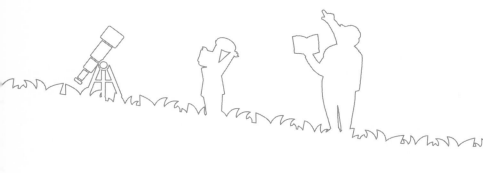

南山堂

はじめに

　1999年の6月，教授からの指示により私は岡山大学病院小児神経科で発達障害の専門外来を始めました．これは実に無謀な試みとしかいえません．なぜなら，私は発達障害の診療に関する系統的なトレーニングを受けたことがなかったからです．それまでは，てんかんや脳性麻痺などの神経疾患を専門にするという特殊性はありましたが，身体や臓器の疾患を対象とするという意味で一般の小児科医と変わりのない仕事をしてきました．子供の日常生活における行動や精神の問題に取り組むということはほとんどなかったのです．周りには発達障害の診療に専念している人はいません．頼りになるのは書籍や論文だけという状況の中で，ほとんど半泣きのような状態で診療を開始したのです．尾籠な話で申し訳ないのですが，最初の1，2年間は発達障害の専門外来がある日は，必ずといってよいほど朝から下痢をしていました．その当時，最も頼りにした書籍はローナ・ウィング先生の「自閉症スペクトル　親と専門家のためのガイドブック（東京書籍）」でした．まず最初にウィング先生のまとまった記述に出会えたことは幸運だったと思います．

　冷や汗を流しながら発達障害の専門外来を開始してからいつの間にか四半世紀が経ってしまいました．その間，私の状況はあまり変わっていません．相変わらず文献と学会やSNSで触れる正統派のエキスパートである先生方の発言，そして受診する子供たちやその保護者からのフィードバックを師匠とし，日々手探りで診療を続けています．最初から発達障害や関連する状況の診療に通じた児童精神科医などの専門家の指導を受けていればスムーズに身につけられたであろうことも，方々で頭をぶつけながら紆余曲折の末に何とか知ることができれば幸運と感じる現状です．

　世間を見れば発達障害が人々の話題になることがずいぶん増えています．また，国や地方行政の課題として取り上げられることも多いです．しかし，発達障害を対象として診療する医師は需要に対して驚くほどに少数です．このような状況では好むと好まざるとにかかわらず発達障害児を対象とする診療を始めざるを得ない小児科医は多いのではないかと想像します．教科書的な書物を読めば，ある程度の知識は身につきます．でも，専門家がそろっている施設で働いているのでなければ，本に書かれた知識と実際に目の前にいる子供とを結び

つけるときに迷うことが多いのではないでしょうか．診断基準を読んでも，それを現実の子供のエピソードに当てはめるときにどのような考え方をすれば良いのか，保護者の悩みを聞いたときにどのような助言をすれば良いのか，なかなか機械的に判断できるものではありません．この本は，そのような状況に至った小児科医を念頭に書いたものです．

　この本の内容は，私の悪戦苦闘の診療体験の過程で捻り出した考え方をまとめています．決してエキスパートの思考ではなく，素人がもがきながら作り上げた自己流の考え方です．そのようなものを世に出して良いのかという疑問はありますし，人がこれを読んでどの程度役に立つのか心許ない思いもあります．しかし，発達障害診療の中で遭遇するさまざまな疑問に，自分なりに納得できる説明をつけてきた結果ともいえます．似たような境遇の方には何がしかの参考になるのではないかと思います．

　この本では，発達障害の教科書的な解説はほとんどしていません．先にも述べましたように，臨床上疑問に思ったり困ったりしたことに自分なりの解釈を積み上げた結果を説明しています．そして，発達障害臨床の仕事の大半は聴いて喋ることです．患者と保護者の悩みや疑問をじっくりと聴きます．そして，問題を整理するために患者や保護者に質問するために喋りますし，状況を整理して説明するために喋ります．患者や家族が困っていることについてどう受け止めれば良いかとかどのような助言をすれば良いか，などひたすら聴き喋っています．この本では患者や家族，あるいはその支援者たちのために，しっかりと言葉を聴いたり喋ったりするにはどのように考えれば良いかということを強く意識しています．

　本書の構成を説明します．第1章では診療をする中で悩ましく感じるテーマについて記述しています．そもそも発達障害って何かという疑問から始まり，保護者の支援にはどのような原則が必要なのか，よくお目にかかる症状であってもその背景にはさまざまな状況が考えられることなどについて記述しています．第2章では実際に発達障害の病型を診断する際の具体的手順や考え方について説明しています．第3章では子供を評価し，診断した後にどのような助言をすれば良いかということについてのさまざまなヒントや考え方を記載してい

ます．第4章では今日，明日の診療にすぐに役に立つわけではありませんが，長く診療していくうえで大切と思われることを説明しました．本書を読んでくださった方の日常の診療に，何らかの参考になることを心より願っています．

2024年7月

荻野竜也

注：本書では，何らかの発達障害病型に該当する子供や成人を「発達障害児」あるいは「発達障害者」と表現しています．しかし，これが適切な表現かといえば疑問があります．本書では障害は個人が有する固有の属性ではなく，個人の特性と環境との相互作用の中で生じる状態像と考える立場をとっています．ところが，「発達障害児（・者）」という表現では個人の属性と捉えられやすいからです．本来なら，英語表記でのa child / person with disabilityと同様に「障害を有する子供（・人）」や「障害を伴う子供（・人）」などと表記すべきではないかと迷いました．しかし，このような日本語表現は一般的ではありませんし，ともすれば文章がまだるっこしくなります．そのため，問題はありますが，本書では「発達障害児（・者）」や「自閉スペクトラム症児（・者）」という表現を用いています．

目　次

第1章　発達障害を考える

第2章　発達障害を診断する

第3章　発達障害に向き合う

第4章　発達障害についてさらに知る

コラム

第1章

発達障害を
考える

1 「発達障害」の捉え方

A 診断に基づく診療は難しい

　あなたは外来診療が主な仕事の小児科医だとしましょう．発達障害を伴う子供たちは，あなたが診療している外来にどのような現れ方をするのでしょうか．幼児期早期であれば言葉の遅れなど明瞭な発達の遅れを相談されることが多いと思います．この場合，遅れが明確であればその器質的原因を探らないといけませんので，脳MRI，脳波，生化学的検査，染色体検査，聴力検査，眼底のチェックなどを進めることになります．多くの場合は精密検査ができる大きな病院に紹介することになりそうです．年齢が上がってくると別の形であなたに関わってくることが増えてきます．子供の親が日頃の育てにくさを愚痴るかもしれません．何が問題なのかわからないのだけど，なんだか気になる振る舞いをするという相談をされるかもしれません．保育所や学校で問題が生じ，連日先生から愚痴混じりの連絡を受けるとこぼされるかもしれません．たまたま発熱や咳で受診した子供の診察室での行動の突飛さや，子供の振る舞いに親が手を焼いている様子に気づき，こちらから何か困っていないか確認することもあるでしょう．これらのようなときにこそ，あなたは子供たちがより健全に暮らせて，親の悩みを少しでも減らせるように援助することが求められます．

　さて，何らかの問題あるいは症状（主訴）を示す子供が受診したときに，小児科医はどのように思考を進めるでしょうか．典型的には，まず訴えを聞き，子供を診察して客観的な所見を得ようとします．そして，得られた主訴や客観的所見を示す疾患には何があるかを考え，それぞれの疾患に当てはまる点や矛盾する点を考察し，必要な検査を計画し，最終的には特定の疾患の診断をします．診断するとほとんど自動的に対処法が決まります．多くの小児科医はこのような思考に慣れています．しかし，発達障害に関連しそうな訴えに遭遇したとき，多くの小児科医は大なり小なり戸惑いを感じることが多いのではないか

と思います．なぜなのでしょうか．

　小児科医が発達障害診療に馴染みにくい大きな要因は，診断カテゴリーの役割が不明瞭だということです．まず，診断概念自体が不明瞭です．主訴が振る舞い方や人との関わり方の問題ということであれば，その子供は何らかの発達障害病型に該当するのではないか，ということはたやすく思いつきます．しかし，自閉スペクトラム症にしても注意欠如多動症にしても，診断して良いのか悪いのか断定しにくいことが多いと思います．診断基準*1はあり，そこには一見明瞭な条件が記述されています．しかし，生活の場で観察される子供の行動が記載されている条件に当てはまるのかどうか，いまひとつ明確ではありません．また，何とか一つか二つの診断をつけたとしても，そこからどうすれば良いのか，親にどのような助言をすれば良いのか，対応が自動的に決まるということはありません．必ずしも診断によってその後の方針が決定するわけではありませんし，将来の見通しが明確になるわけでもありません．どうも発達障害診療においては診断というものがいまひとつ頼りない印象を抱かせます．となると，医師は途方に暮れることになります．なぜなら，一般的には医師の主な仕事は診断と治療だと思われているわけですから．

　私は，発達障害診療においては通常の小児科的あるいは内科的な発想で診断というものを捉えようとすると混乱しやすいのではないかと思います．小児科的・内科的発想の診断とは，言い換えればカテゴリー的診断です．診断という明確なカテゴリーが存在することを前提に対応を構築するという発想は，発達障害の臨床には馴染みません．では，どのような考え方をすれば良いのでしょうか．発達障害を現実的に理解しようとするとき，二つのポイントがあります．一つは「本人と環境との組み合わせ」であり，もう一つは「程度問題」です．ここから具体的に説明します．

---

*1：現在，発達障害に属する病型の診断はアメリカ精神医学会による DSM-5[1] か WHO の ICD-10[2] の診断基準に基づいてなされます．ただし，ICD はすでに 11 版が発表されており，日本でも近いうちに ICD-11[3] へと移行する予定です．

⭐B 発達障害の現実的理解

① 発達障害は認知・行動特徴と環境のミスマッチ

　病型にかかわらず，発達障害児の困難さを規定する要因は二つあります．本人の物事の受け止め方（認知）や振る舞い方（行動）が平均的な子供のそれとはずれているということと，生活している環境がその認知・行動のずれ方とうまく合わないということです．認知・行動のずれとは，例えば注意を向ける範囲が平均的な子供に比べて狭すぎたり（あるいは広すぎたり），他人と接する際に直感的に相手の気持ちや考えを読み取り計算に入れる能力が弱かったり（あるいは強すぎたり），といったことです．

　こういった特徴それ自体は善でも悪でもありません．本人の生活を阻害するかどうかは暮らす環境との組み合わせによって決まります．例えば，注意や興味が狭い範囲に集中する程度が強い場合，人の話を聞き逃したり重要な状況の変化に気づけなかったりすることにつながるかもしれませんが，特定の活動に集中せねばならない環境であればむしろ有利に働きます．人の気持ちを敏感に読み取れるほうが一見良さそうに思えますが，世の中には常に人の顔色ばかり窺っていては成功しない領域もあります．人の認知・行動の特徴と環境との組み合わせがうまくいっていないときに暮らしづらさが発生します．つまり，発達障害とは本人に固有の特徴ではありません．本人の認知・行動の特徴と環境のミスマッチによって生じた状態像なのです（p.185に解説する国際生活機能分類［International Classification of Functioning, Disability and Health：ICF］による障害の考え方を参照してください）．

　平均的な子供からずれている認知・行動は一つではありません．自閉スペクトラム症でも注意欠如多動症でも限局性学習症（学習障害）でもそれぞれ複数の「ずれ」が含まれます．発達障害に関連する多くの病型を通じて考えれば，非常に多くの種類の「ずれ」が存在することになります．それぞれのずれた特徴と環境のミスマッチの結果，あるいは複数のミスマッチの複合体として現実の困難さが生じることになるのです．

② 発達障害は程度問題

　平均からずれた認知・行動と環境とのミスマッチで発達障害が生じるということを知ればわかることがあります．それは，発達障害は程度問題だということです．それぞれの特徴のずれ方の程度はさまざまです．また，取り巻く環境の許容力もさまざまです．つまり，ミスマッチの程度はさまざまですし，そのことによって生じる暮らしづらさも一様ではありません．自閉スペクトラム症か否か，注意欠如多動症か否か，などと白黒を明確にすることにこだわっていると，ピントがずれた理解になります．

　このことを，もう少し掘り下げてみましょう．自閉スペクトラム症でも注意欠如多動症でも限局性学習症でも，個々の人がそれぞれの特徴をどの程度もっているかを測定する評価尺度があります．例えば，どの程度自閉スペクトラム症的な特徴をもっているのかを評価するツールは複数あります．どの病型の評価尺度でも，普通に暮らす人々を対象に評価し得点分布をプロットすると**図1**のようになります．横軸は評価尺度の得点を表し，高いほど（つまり右にいく

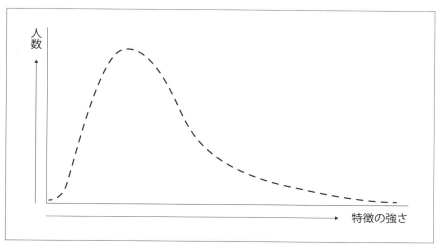

図1　発達障害の特徴の分布
不注意さやコミュニケーションや対人的交流の問題など，発達障害の特徴といわれるものの一般集団内での分布．

ほど）その病型の特徴が強いことを意味します．縦軸は人数です．発達障害の診断を受けていない人々が対象なので，当然大多数の人は得点の低いほうに集中します．ただ，図に示したように，かなり高得点の領域まで長い裾を引くことが普通です．**図1**に，診断された人を対象とした得点分布を重ねたものが**図2**です．破線が**図1**でも示された一般の人における分布で，実線で示したプロットが診断された人々での得点分布です．診断を受けた人たちを対象にすると，一般の人と比較して山が高得点のほうに寄ります．何らかの発達障害病型の診断を受けた人にその特徴が強いことは当たり前ですから，当然，診断された人を対象とした分布曲線は一般の人を対象としたものよりも強く右に寄ります．ただ，ここで注目すべきことは左の低得点領域までかなり裾が伸びていることです．つまり，診断されていない「普通の人」として暮らしている人々と診断された人々には，少なからぬ重なりがあるのです．特徴が比較的弱くても診断される人もいるし，かなり強くても診断が必要ない人もいる．「普通の人」と発達障害を伴う人の境目は一体どこにあるのでしょうか．

　こう考えればわかりやすいかもしれません．発達障害の特徴というものは「普通の人」には認められない特殊な特徴ではなく，人間のバリエーションの

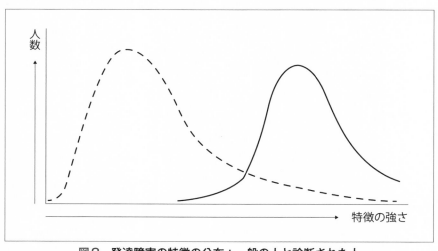

図2　発達障害の特徴の分布：一般の人と診断された人
左の破線は診断されていない一般集団での分布，右の実線は診断された集団での分布．

範囲内の特徴なのです．わかりやすいので注意欠如多動症を例にとって説明します．注意欠如多動症の基本的症状は不注意と多動―衝動性です．日常的な言葉で言えばうっかり屋さんでぼんやり屋さんで落ち着きのない人です．世の中の人はうっかりしていない人とうっかりしている人にきれいに別れるわけではありません．かなりうっかりの少ない人から相当うっかりの強い人までさまざまな人が存在します．その中で生活に支障が出る人，周囲の人の配慮や援助がなければ暮らしづらい人が注意欠如多動症と診断されることになるのです．つまり，暮らしづらく困っていれば障害なのです．言い換えれば，環境に不適応を生じた状態です．うっかりの程度がどの程度であっても，日常生活において暮らしづらさにつながらなければ性格とか個性と言えば良いのです．うっかりすることによって今現在何らかの問題が生じ暮らしづらいとき，注意欠如多動症と診断されることになります．そして，この困るかどうか，苦しむかどうかの境目は本人が生まれたときからもっている特徴の程度のみによって決まるのではありません．暮らしている環境がどの程度その特徴を許容できるかどうかとの兼ね合いで決まるのです．

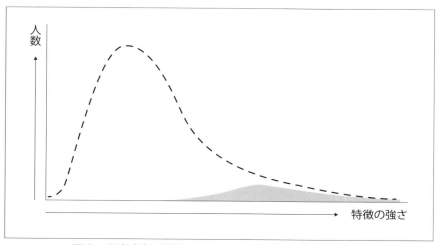

図3　発達障害の特徴の分布と診断された人の分布の関係
破線は一般集団での発達障害の特徴の分布を示し，その中で診断された人は水色で表している．

ここまで書いたことを図示したものが**図3**です．何らかの発達障害の特徴といわれているものは，普通にみられる人間の認知・行動の要素にしかすぎません．そして，バリエーションとして非常に弱い人から非常に強い人までが存在するのですが，多くの人は比較的弱い領域に集中します．その特徴が強くなるほど環境への不適応を起こしやすく，発達障害として診断される割合が高まります．**図3**の水色で示した部分が診断された人を表します．同じ程度に認知・行動のずれた特徴をもっていても，環境の条件が良ければ適応できますし，条件が悪ければ不適応を生じて診断されることになるのです．

2　保護者支援について考える

　言うまでもなく，小児の診療において保護者をサポートすることは大変重要です．とりわけ発達障害診療においては重要な意味があります．先に説明しましたように，発達障害は子供本人と環境とのミスマッチにより生じる暮らしづらい状況と考えられます．環境の変化によって子供はより暮らしづらくなることもあれば，生き生きと建設的に暮らせるようにもなります．子供にとっての主な環境といえば学校や保育所・幼稚園などの集団生活の場です．しかし，最も重要な環境は保護者を中心とする家庭です．保護者が自信をもって子供に合理的な接し方ができることは，発達障害児が暮らしやすくなる大きな要因となります．小児科医が接することが多いのは保護者であり，家庭は小児科医が直接介入できる数少ない子供の環境ともいえます．ここからは，発達障害児の保護者と接するにあたり大切だと思えることを説明します．

⭐A 対等な立場で接する

　世の中には人から「先生」と呼ばれる職業があります．政治家，医師，教師，保育者などです．もちろんどの職業でも，個人個人でずいぶん性格やものの考え方は違っており，皆が同じ言動をとるわけではありません．しかし，「先生」と呼ばれる人々に比較的共通した振る舞い方の傾向があります．それは，他者に教えよう，指導しようとする傾向です．

　一般的に，発達障害のある子供を育てている保護者は，しかも支援が必要な保護者は，不安を抱き，自信を失いかけている人が多いものです．教え諭そうとする態度は，相手の緊張を高めがちです．さらに，言われた通りのことができないとますます自信を失わせることになりやすいのです．特に，倫理的判断に基づいて保護者の言動を非難し改善させようとすると，保護者の不安が増強し自信を失うだけでなく，医師に対する反発を募らせることになります．ま

た，非難するわけではないにしても保護者の考えと明らかに異なる価値観を押しつけると，保護者は反発し医師との距離を置こうとしかねません．保護者を支援するときに最も重要なことの一つは，根気よく長く付き合い続けることです．短期間で袂を分かつ関係では，有益な支援などできません．

　緊張を強いず反発を招かない支援を続けるうえで，念頭に置くと良いことがあります．あまり役に立とうとしない，ということです．困っている人を助けたいと考えれば，誰しも役に立つことを第一に考えるでしょう．何らかの専門職の立場にあれば，なおのこと役に立たねばならないというプレッシャーは強くなりがちです．しかし，発達障害を有する子供を育てる親が何かに困り悩んでいるときに，そのような状態に至る要因は複数あります．そして，それらが互いに複雑に影響し合っていることが普通です．つまり，そう簡単に解決できるものではないことが圧倒的に多いわけです．複雑な問題を前にしたとき，とにかく解決しようと焦るほど，実効性のない，あるいは実行することが難しい助言をして事態を悪化させる可能性が高くなります．しかも，事態が改善しない責任を保護者にかぶせ責めることになりやすいのです．根拠のない解決策を連発するよりも，確実な対処法を提案できるまでは事態を把握することに徹したほうが良いのです．

Ｂ　話すよりも聴く

　「支援」という言葉には能動的な意味合いが強いので，つい何かをしなければと思いがちです．しかし，保護者支援で最も基本的な活動は話を聴くことではないかと思います．当たり前のことですが，保護者が何を不安に思い何に困っているのかを把握せずに適切な支援はできません．発達障害を有する子供の暮らしている家庭に泊まり込んで直接状況を確認するわけにはいきません．通常は，問題を把握するためには話を聴くこと以外の方法はないのです．

　保護者の話をよく聴くことには，現状把握以外にさまざまな利点があります．まず，保護者が自分の頭を整理できます．自分は何に不安を感じ何に困っているのか，初めからきちんと把握し言葉にできる人はあまりいません．聴き手が適切なタイミングで話を促したり，質問したり，保護者の話をまとめたり

できるかどうかによって程度は異なりますが，人に説明をしている中で問題点をあらためて客観的に把握できるようになることが多いのです．また，不思議なもので，十分に悩みを吐露することだけで人間はかなり不安が軽減されるらしいのです．下手な助言をしたり，ましてや余計なお世話の説教をしたりするよりも，ひたすら話を聴くことのほうが相手の気持ちを安定させるうえで効果があります．しっかり話を聴くことによって，保護者の医師に対する信頼感が高まることも見逃せません．頻回に長時間話を聴くことは難しくても，たまに十分に時間をとって話を聴くと，その後保護者と話がしやすくなりますし，こちらの意見を受け入れてくれる可能性が高まります．

　保護者から話を聴いているときに留意すべきことがあります．まず，不安や心配を軽んじてはいけません．たとえ根拠の薄い不安を訴えたりありえないことを心配したりしていても，はなから「そんなことはありえない」とか「それは心配のしすぎですよ」と言ってはいけないのです．親切心から安心してもらいたくて「それは心配のしすぎですよ」という人も多いのですが，このように雑な対応で安心できることは滅多にありません．不安で心配な気持ちを抱いていることをまず受け止めるべきです．そのうえで，実際に心配している状態になる可能性はどの程度あるのかをゆっくり一緒に考えたり，万が一心配していることが生じたときにはどういう手立てがあるかを考えたりするのが良いのです．不安や心配だけではなく，保護者の考え方も即座に否定しないように注意すべきです．相当歪んでいる，あるいは明らかに間違った考えを主張する人はしばしばいます．それが信念に近いほど，即座に否定されたときに一層強固にその考えにしがみつきやすいものです．別に賛成する必要もありませんが，真剣に時間をかけて考えている姿を見せたほうが良いと思います．

　もう一点，保護者の話を聴いているときに留意すべきなのは，子供や保護者自身のできていることを聞き出す努力や工夫が必要であるということです．子供がさまざまな問題を起こしていても，その合間にはできていることも数多くあります．また，保護者自身の子供への接し方の中にも，上手な，あるいは好ましい接し方が数多くあります．子供が引き起こす問題や，保護者の子育ての拙さばかりに注目しても解決策につなげることは難しいのです．むしろ，子供のもっている力や保護者自身のもっている力に注目させ，それを活かしていけ

るように援助すべきです.

⭐C 説明と助言

　聴くことのほうが重要といっても,有意義な助言ができればそれに越したことはありません.助言は具体性が高いほど良いといえます.世の中に流通する役に立たない助言の筆頭格ともいえる例をあげると,「たっぷりと愛情をかけてあげてください」という言葉があります.これは具体的にはどうしたら良いのかまったく不明な言い方です.特に自罰的な考えをもちやすい保護者の場合,日常の問題が残っている限り自分の愛情が足りないと悩むことになりやすく,役に立たないどころか有害でさえあります.「しっかり言葉がけしてあげましょう」なども大変抽象的でわかりにくい発言です.ところが,**「朝起きてきたら必ずおはようと声をかけてあげましょう」**とか**「あなたが指示したことを子供がし始めたら,ありがとうと言いましょう」**という具体的な話ならまったく迷いどころがなく,実行しやすいのです.もしできなくても,助言が具体的であれば難しさの原因は何かが考えやすくなります.

　発達障害を伴う子供を育てている中で生じる問題に対処するとき,目から鱗の斬新な解決策があることは滅多にありません.また,良いとはわかっていても実行が難しい対処法も多いのです.したがって,保護者がどう振る舞えば良いかばかりを助言し続けると,うまくできない現実に押しつぶされそうになる親や,やけになって反発する親も多くなります.今現在できていないことをするように,という助言ばかりだとなかなか事態が良い方向に動きません.ではどうすれば良いのかというと,私は希望のもてる話を増やしていくことが必要だと考えています.希望のもてる話として特に重要なポイントは,子供の強みを説明すること,保護者自身の強みを説明することです.

　どのような障害特性をもっていたとしても,何もできない子供は存在しません.少なくとも学校園に通っているくらいの子供であれば,できないことよりもできることのほうがはるかに多いのです.それを当たり前のこととして見過ごしているだけです.また,うまくいかないことであっても,細かくみていけば評価すべき点が色々あるものです.途中まではうまくできたとか,部分的に

はすべきことをしているとかです．例えば，食事中きちんと座っていられない子供であっても，数分間くらいは席について食事に専念しているときが繰り返しみられたりします．その食事に取り組んでいる数分間が，その子のできていることです．すでにできていることはその子供の強みであり，将来の可能性をも示しています．なぜなら，すでにできていることはより一層伸ばすことができるからです．日常的な暮らしづらさの原因とみなされる発達障害の特徴でさえ，場合によっては強みに転じさせることもできます．例えば，すぐに気が散る注意欠如多動症を伴う子供は，その旺盛な好奇心を利用して建設的な活動に打ち込ませることができる場合もあります．人と交わろうとせず，細かいことにこだわる自閉スペクトラム症を伴う子供は，一人でも楽しむことができることが強みになりますし，一度身につけた作業を正確にこなすようになることも多いのです．

　子供のことが問題になっているので，保護者との話は子供に関することに終始しがちです．しかし，親の強みを探し，それを本人に伝えることも重要です．どんなに頼りなさそうに見える親でも，ネグレクト状態のような特殊な状況でなければ，何かしら子供に良い接し方をしている点がいろいろあることが普通です．特に，上記の子供がもつ強みはその親が育ててきたものです．子供がさまざまな力を身につける過程で，親が自覚していなくても数々の理にかなった育て方をしているはずです．いろいろと暮らしづらさをもつ発達障害児の保護者は，自信を失っていることが多いのです．自信がないままに，ただただ反省をし，そして問題をすべて解決しようという高いハードルを自ら課していることがよくあります．そういう押しつぶされそうな状況にいる保護者に，自分が今まで成し遂げてきたものを自覚してもらい，少しでも自信を回復するための援助が重要なのです．

　保護者への説明に関連して，保護者にさまざまな助言をするときに私が採用している原則的な考え方はp.15（第1章—3　親に伝えたい総論）であらためて説明いたします．

⭐D 利用可能な地域資源

　一般的な疾患の診療は，医療機関内で自己完結することが多いです．ところが，発達障害児支援は医療が中心になることはほとんどありません．発達障害児に限らず，何らかの障害に苦しむ人々をサポートするときに広く共通することです．障害児（者）の抱える問題はさまざまな要素が複雑に絡み合っていることが普通であり，何らかの専門性をもっている一人の人間が解決できることは少ないのです．もちろん，他の専門性をもつ医師や心理士，作業療法士，言語聴覚士など同じ職場のメンバーで協力しあうことも大事なことです．同時に，利用できる地域資源を少しでも多く把握しておく必要があります．児童発達支援センター／事業所，より専門性の高い病院，教育相談，児童相談所などのさまざまな施設や人々，あるいは福祉制度が大きな力になることが少なくありません．子供が抱えた問題に応じて相談先を選べるように，地域にどのような資源があるかできるだけ把握しておく必要があります．自治体が中心となって地域資源をまとめたハンドブックを出していることもありますが，それだけですべて把握できることはあまりありません．常日頃，さまざまな施設や人とのつながりをもつように意識しておくと良いかもしれません．こういった知識を広くもっておけば，地域資源の利用も含めた提案を保護者にすることができます．

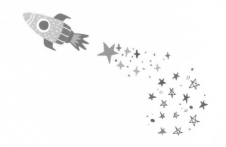

3　親に伝えたい総論

　発達障害のある子供を対象にした診療をしていると，保護者への助言が日々の活動の中で重要な位置を占めます．通常，こういった助言は生活の中の問題を具体的に取り上げ，具体的な対応を考える各論的助言の積み重ねが中心となります．ただ，私はどのような助言をするときでも一貫して念頭に置く考え方の原則を意識しています．できるだけこの原則が保護者に伝わるようにと意識しながら説明しています．

A　保護者にもってほしい基本的心構え

　まず，総論中の総論です．

① 親子で楽に暮らせることを目指す

　どういう未来を目指すのかというイメージをもつことは大切です．保護者の多くは「良いこと」や「あるべき状態」を目指す気持ちが強いようです．しかし，このような倫理観やべき論にのめり込むと精神的に追い詰められることになりやすいです．私は，少なくとも短期，中期的には親子で疲れず楽しく暮らせることを目指せば良いと思います．具体的には，しっかり眠れる，疲れたら休める，そして生活を楽しめることを目指すのです．

② 無駄な努力をしない，損得勘定で作戦を考える，情緒よりは技術

　保護者が子育てでつらさを感じる状態のかなりの部分は，何も成果がないにもかかわらず同じ方向で頑張り続けていることが原因になっているのではないかと思います．成果が出れば多少の苦労も報われるのですが，何ら得るものがないままに頑張り続けてもエネルギーを消耗するだけです．世間には「無駄な苦労はない」などとしたり顔で言う人が大勢いますが，このような根拠のない

外野の声に耳を貸してはいけないということをはっきりと伝える必要があります．成果をあげるということは，言い換えれば損得勘定で作戦を練ることです．損得勘定といっても，もちろん金銭的な損得ではありません．前述の「親子で楽に暮らせる」ことに少しでも近づけば「得」だし，遠のくなら「損」です．そして，得が損を上回るようにするために必要なものは合理的な技術です．決して子供への愛情と熱意などという情緒的なものではありません．例えて言えば，エンジニアになったつもりになってほしいと伝えると良いと思います．

③ 最初の仕事は諦めること

「さあ，子供にまつわるさまざまな問題を解決しよう！」と動き始めるとき，最初の仕事は諦めることです．「この子はこういう子なんだ」，「この子にはまだ無理なんだ」と諦めることです．子供が計画的に親を追い詰めようとすることなどまずありません．保護者の期待通りの状態にならないことには何か理由があります．その理由を何とかできなければ，保護者も子供自身も現状を変えることはできないのです．諦めることができると，まず保護者が楽になります．「仕方ないなあ」と思えるだけでずいぶん楽になるものです．さらに，何が「理由」なんだろうと落ち着いて子供や子供の周囲の状況を観察する余裕ができます．ここで注意すべきこととして，何の説明もなく初っ端に一言で「諦めなさい」などと伝えると保護者が憤慨するので，丁寧に説明する必要があります．諦めるといっても，未来を諦めることではなく当面の間諦めるという意味であることや，それはより建設的な暮らしを構築するための第一段階であることを説明したうえで，まずは諦めることを薦めるのです．

④ 人を頼る，人に助けを求める，人に迷惑をかける

日本の社会では，自分の力で何事も解決すべきという主張が力をもっているように思えます．しかし，冷静に考えればすぐにわかることですが，人は誰も自分一人の力では生きていけません．「俺は自分の力で生きてきた」と自信をもって主張する人もよくいますが，その人たちすべてが日々多くの人に助けられながら生きているのが真相です．お互いに，いかにうまく人に頼れるか，うまく人に助けられるか，ということが人間社会の土台の主要成分になっている

と言っても過言ではありません.

　ところが困ったことに, 日々の問題が大きくて疲労困憊しているときほど人に助けを求めにくくなります. 平均的な子供を育てるだけでも結構大変なのですが, 発達障害を伴う子供を育てる苦労は並大抵ではありません. これを切り抜けるためには, 一人でも多くの人から効果的な援助を受けることが必要です. 勇気をもって人を頼り, 人に助けを求めないといけません. 思い切って助けを求めれば, 世の中の人は結構親切で優しいということを保護者には伝えてあげる必要があります. 意地悪く非難する人たちの声は大きいのでそういう声ばかりを保護者は気にしがちですが, そういう人はむしろ少数派です. 声が大きいし, 心を傷つけられがちなので非難の声だらけに思えるかもしれませんが, 結構世の中捨てたものではないということを保護者に理解してもらわねばなりません. ただし, 人を頼るといっても次のような特徴の強い人は避けておくほうが良いことも併せて伝えましょう.

★ やたらとお説教をし, 人の道を説きだす.

★ じっくりと話を聞いてくれない, 自分ばかり喋ろうとする.

★ 根拠もなく「大丈夫よ」とか「心配のしすぎ」とか言う.

★ 暗いことばかり言う, すぐにイライラして脅し口調になる.

★ 助言が抽象的なことばかりで, 具体的にどう動けば良いのかわからない.

⑤　べき論とは距離を置く

　私が出会った例を振り返る限り, 世の中の親は, 特に自らが主体的に子育てに向き合っている場合, 真面目な人が圧倒的に多いと思います. こういう人たちは「親なら〜すべき」と親の務めや義務を生真面目に果たそうとしています. この姿勢が100%悪いとも言いませんが, 問題が生じやすいです. それは, 実現不可能な目標を立ててしまいがちだということです. 前述したこととも関連しますが, 何らかの理由があってうまくいかないことや問題は生じているのです. その多くはすぐには解決できないことです. 1歳未満の乳児に, 上手に箸でご飯を食べさせようとしてもできるわけがありませんが, これと同じようなことを大真面目に目標にしてしまうと, 親子揃ってひどく苦しむことになります. 保護者は「べき論」とは距離を置くほうが良いのです. なお, 先に「特

に自らが主体的に子育てに向き合っている場合」との但し書きをしたのは，子育てをパートナーに全面的に任せてしまっている親もいるからです．そういう親は生真面目に頑張るというよりも，批評家的にパートナーにケチをつける人が多い気がします．

Ⓑ 子供に接するうえでの基本戦略

① まず目指すことは，本人を変えることではなく環境を変えること

　自閉スペクトラム症であれ，注意欠如多動症であれ，発達障害と呼ばれる状態の特徴はp.2（第1章―1　「発達障害」の捉え方）で述べましたようにものの認識の仕方や振る舞い方の特徴です．暮らしづらさにつながっていくので症状と捉え診断につながりますが，取り立てて暮らしづらさにつながらなければ「性格」と称しても良い，その子供個人の人として基本的な特徴の一部です．自分の性格を変えたいと考える人はよくいますが，短期間で変えることなど不可能です．つまり，発達障害としての特徴をなくそうとすることは別の人間に変えようとしていることに等しいことであり，明らかに無理な試みです．したがって，発達障害を有する子供を支援するうえでまず考えないといけないことは環境を変えることです．発達障害の特徴をもったそのままの状態を受け入れ，そのような特徴をもっていても困ることが減りできることが増えるように，環境を変えることが援助の基本的な考え方であることを，保護者に説明する必要があります．本人以外のものはすべて環境ですが，とりわけ重要な環境は親や学校園の指導者など，子供に対して指導的立場にいる大人たちです．家や土地，風土を急に変えることは困難ですが，大人なら自ら子供への接し方を変えることは可能です．

② できていることに注目，できていないことは無視

　発達障害と診断される子供は皆，何もできない子供では決してありません．それどころか，できていることのほうが圧倒的に多いのです．夜寝て日中は起きているだろうし，毎日ご飯は食べています．着替えもできるようになってい

るかもしれませんし，保育園には通っているかもしれません．このレベルから
あらためて生活を見直せば，できないことよりできていることのほうが圧倒的
に多いことに気づきます．気が散りやすく課題に集中できないとしても断続的
に取り組めていれば，その断続的に取り組んでいる状態ができていることなの
です．できていることを意識しこまめに褒めると，できていることはより一層
増えるし完成度も高まります．その一方で，うまくいかないこと，失敗してい
ることはよほどの実害がなければ気づかぬふりで無視することが原則です．こ
れを徹底すると，次第にできていることが増え，入れ替わりに問題は減ってい
きます．

③ 本人の納得は大切

　大人が子供に何かをさせよう，あるいは何らかの行動を止めさせようとする
とき，それが当然のことだからという意識をもっていることが多いと思いま
す．しかし子供の立場で考えると，突然に気が進まない行動を強制されたと
か，不当に自分の活動を妨害されたというふうに感じることになります．いく
ら世間一般からみて正しいことであっても，突然何かの振る舞いを強制された
り禁止されたりしたら大人でも俄かには納得できないと思います．一回か二回
なら黙って従うかもしれませんが，こういう「無理強い」が繰り返されたら素
直に従えなくなるでしょうし，相手に敵意をもつことにもなりかねません．こ
れは子供でも大人でも同じことなのです．よほどの事情がない限り，子供が納
得できることを尊重した接し方が必要です．

④ 「変わり者」を認める

　発達障害を有する子供たちは平均的な人に比べると振る舞い方やものの考え
方がちょっとずれています．つまり，「変わり者」なのです．隅から隅まで周
りの子供たちと同じように振る舞わねばならないと考えると親も子供も苦しみ
が増える一方です．ちょっと変わったところがあっても実害がなければ「変わ
り者」で良いではないかと受け入れてしまえば，だいぶ楽に過ごせるようにな
ります．

4 落ち着きのない子供について 考える

　患者の訴えが同じ言葉でも別のことを意味する場合があることは，身体疾患の診療でもよくあることです．例えば，同じ「しびれる」という表現でも，異常な感覚を伴う錯感覚のこともあれば感覚低下や消失のこともありますし，筋力低下を意味している場合もあります．保護者などが子供の振る舞い方の問題を訴えるときも，その言葉が意味することにはさまざまな可能性があります．ここでは「落ち着きのない」について考察してみます．

　「落ち着きのない」という訴えは，子供の行動や発達に関連した相談の中では結構多いものです．「落ち着きのない」という言葉は本来どういう意味があるのでしょうか．「落ち着きのない」といえば，私はちょこまか動きが多い状態をまず思い浮かべます．実は，広辞苑にも大辞林にも「落ち着きのない」あるいは「落ち着きがない」という見出し語はありません．「落ち着く」あるいは「落ち着き」は掲載されており，移動のない状態，穏やかで安定した状態，軽率ではないこと，調和していることなど多様な意味があります．つまり，必ずしも動きに関連した表現ではありません．実際，「落ち着きのない」が意味するところは人により，場合により，さまざまです．子供ごとに「落ち着きのない」が具体的に何を意味するのかを考える必要があります．

A　動きが多い

　とはいえ，主訴が「落ち着きのない子供」の場合，多動を指していることが多いです．通常，難しく考える必要はなく，一見して動きが多いものです．椅子の上で体を揺すったり，目に付いたものを触ろうとしたり，足をぶらぶら振ったりする程度のこともあれば，椅子によじ登り，椅子からずり落ち，勝手に歩き回り，ときには狭い部屋で走り回ったりベッドによじ登って飛び降りたりします．典型的な子供では診察室で一目見ればわかります．しかし，慣れぬ

場所や緊張しているときにはじっとしている子供もよくいるので，短時間での判断は難しい場合もあります．なお，幼児や小学校低学年の子供は一般的に動きが多いので，年齢を考慮したうえで判断する必要があります．

　動きが多い子供では，喋りすぎる子供が多く含まれます．親がちょっと黙ってくれと言うまで話し続ける子供もいますし，人が別のことを話しているところに割り込んできて，自分の話したいことを喋りだす子供も多いです．そのくせ，人の言うことはまるで聞いていないことがよくあります．そのため話が一方的で噛み合いにくく感じることも多いです．ただ，自閉スペクトラム症的な傾向がなければ，落ち着いて話せば会話はよく噛み合います．

　動きの多い特殊な状況としてはチック症群があります．前述の行動特徴としての多動ではそのときそのときの状況に反応して多彩な動きを示しますが，チック症群では通常1種類，または数種類の単純な動きを繰り返します．多くの場合，瞬きをしたり，顔をちょっとしかめたり，首を少しかしげたりするなど小さな動きが中心なので，気にするのは家族だけのことが多いです．しかし，頻度としてはそれほど大きくないですが，首を大きく振ったり上肢を振り回したりと，かなり大きな動きを頻回に繰り返すこともあります．また，咳払いや，「ウッウッ」と声を出す音声チックを伴うこともあります．こういった場合はかなり目立ち，「落ち着きがない子供」という印象を与えることもしばしばあるのです．なお，チック症群を伴う子供では，行動特徴としての多動を伴うことが珍しくありません．

Ｂ 動きが多いように見える（予想外の動き）

　親は「ちょこまか動いてじっとしていない」と，はっきり動きが多いことを訴えて受診するのですが，診察室や検査室で見ていてもそれほど多動ではない子供がいます．平均的な子供と比較すれば多少は動きが多いことは多いのですが，親が困ったり憤慨したりするほど動き回るようにも見えません．こういう場合，具体的な状況をよく確認してみると多動そのものが問題ではないことがあります．つまり，物理的な動きはそれほど多くはないのですが，親の期待に添わない動きや予想外の動きがとても多いのです．基本的にはその場その場に

相応しい振る舞い方を把握できていないのです．こういう状態になる背景には複数のものが考えられます．

　意外に多いのは，どう振る舞うべきかをきちんと教えられていない場合です．大人は「このくらいは言わなくてもわかる」と勝手に思い込んでいることが多いので，いちいち細かいことを説明しません．そのため，どう振る舞うべきか知らないという状況に陥ります．

　本人の理解力に問題がある場合も，場面場面でどう振る舞うべきか知らないということにつながります．知的発達症があれば，指示や説明の言葉が複雑すぎたときに理解できず，当てずっぽうで行動することがあるかもしれません．また，子供にとっては難しすぎる課題に取り組まされているときに動きが増えたり衝動的な行動が増えたりすることはよくあります．

　理解力の問題の一部と言っても良いかもしれませんが，文脈や状況理解が悪い子供は場面ごとに必要な振る舞いを把握できていないことが多いです．世の中にはある状況で許されることが別の状況では許されなかったり，ある状況では必要のないことが別の状況では必要になったりすることは珍しくありません．こういうことがピンとこない子供だと，日々場にそぐわない頓珍漢な言動をとることが増えてきます．文脈や状況理解が悪い子供と重なりやすいのですが，人が自分に何を期待しているかがわからない子供たちも，保護者の予想を超えた動きをしやすいです．文脈や状況，あるいは人の気持ちの理解の不十分さは，自閉スペクトラム症の子供たちで典型的に観察できます．

⭐C　動きが雑で唐突

　行動全体に動きの量がそれほど多くない場合でも，動作の開始が唐突であったり，雑な動きが多かったりすると落ち着きがない印象を与えることがあります．こういうタイプでまず考えることは，手先の不器用さや身体の使い方の拙劣さがある子供です．発達性協調運動症の子供が典型的です．注意散漫であったり一つのことに注意が集中してしまいやすい子供も，細かいことや周囲の状況に気をくばることが苦手で，作業が雑になりやすく，不適切なタイミングで行動しやすいです（例：車が近づいてきているときに道路を横断しだすなど）．

Ｄ よく考えずに行動する

これは衝動性が強い状態です．思いついたことをすぐに実行したり口にしたりするため，さまざまな状況で不適切な言動になりやすいのです．こういう行動特徴を有する子供は多動も合併していることが多いのですが，たとえ多動がなくても落ち着きのない印象を与えやすいといえます．

Ｅ 気が散りやすい，人の話を聞いていない

これは主として注意能力の問題です．必要なことに注意を向けられないので，親が何か指示しても聞いていないことが多いです．必要なことに注意を持続できないので，今している活動とは関係のないことに気が散りやすいですし，課題を最後までやり遂げられないことが多いのです．目移りしやすく飽きっぽいので，何をやらせても（遊びでさえ）短時間でやめてしまい，別の活動に手をつけることが目につきます．ただ，同じように気が散りやすい子供でも，好きなことにはむしろ過剰なくらい集中することもよくあります．

Ｆ かんしゃく，攻撃性（情動制御の問題）

些細なことで興奮しやすく，怒ったり人を攻撃したりすることが多いと，落ち着きのない印象を与えることがあります．この場合は，日常の冷静なときにみれば落ち着いた行動ができています．もっとも，かんしゃくや攻撃性が問題になる子供では，日常的な多動─衝動性や不注意を伴っている子が少なからず存在しますので，そういう特徴がないか意識して確認する必要があります．

Ｇ まとめ

ここまで説明してきたように，「落ち着きのない」と言い表される子供についてはさまざまな状況が想定できます．まとめますと，動きの多さ，知的理解力の弱さ，文脈や状況理解の弱さ，人の気持ちの理解の弱さ，衝動性，注意能

力の弱さ，感情制御の弱さといったことが落ち着きなくみえる子供の行動の背景にはありそうです．まさに，「落ち着きのない」状態は，発達障害に含まれるさまざまな病型の基本的特徴の多くがいろいろな形で関わっていそうな状況といえます．子供がどのような状況で何をしているときに，特に落ち着きがないように感じるのでしょうか．また，比較的落ち着いているようにみえるのはどのような状況なのでしょうか．こういったことを丁寧に聞き出すうちに，子供のもっている特徴が具体的にみえてくるかもしれません．

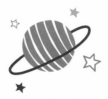

5　すぐ忘れる子供について考える

　発達障害の診療をしていると,「忘れっぽい」という主訴で受診する子供に出会うことが少なくありません. 忘れやすさと聞けば, 素直に考えれば老人の認知症などと同様の記憶能力の障害が頭に浮かびます. しかし, 話を聞いてみると大抵の場合, 記憶障害としてはなんだかおかしいところがあります. ほとんどの場合, 友達と遊ぶ約束や親との何かを買ってもらえる約束はよく覚えています. 好きなヒーローの得意技や手持ちのカードの戦闘力については事細かに説明できます. 昨日見たバラエティ番組のコントの何が面白かったのかも覚えています. どうも, エピソード記憶にも意味記憶にも問題があるとは思えないことが普通です. 実は, 家族が「忘れっぽい」と表現するときにはさまざまな状態が含まれています. 多いのは注意しても叱っても同じことを繰り返すということです. しっかり注意したのに繰り返すということは, 注意されたことが記憶から消失したのだと親の立場からは感じられるのでしょう. これにもいろいろな状態が含まれます. 注意されたことを繰り返す以外の例としては, 友達の名前を覚えないという場合や, 一度できるようになったはずの勉強内容が身についていないという場合も「忘れっぽい」と表現されることがよくあります. これらのことを具体的に考えてみましょう.

A　注意された内容が理解できていない

　まず, 何のことを注意され叱られたのかわかっていないことが結構あります. 親が具体的に何を叱っているのか子供には理解できていないことがあるのです. 親の口調や形相から叱られていることは十二分にわかっていても, その内容を正確に理解していないわけです. ほとんどの大人は, 叱るときには何を叱られているのか相手が理解していることを前提としており, 親切丁寧な問題点の解説をしないことがほとんどです. そのくせ, 本質的な情報を含まない文

句を山ほど並べ立てるので，一層わかりにくい表現になりがちです．また，叱られているときには本人は感情的に不安定になって理性的な理解が妨げられていることが多いため，一層相手の言葉の内容が理解できなくなります．何がいけないのか理解できているときでも，それがいつ当てはまるのかがわかっていないこともあります．そういう場合は，少し時間が経てば注意されたことはもう該当しないと思うかもしれません．いずれにしても何が悪いのかわかっていないのですから，同じことを繰り返してしまいます．こういう状況が疑われるときは，言うまでもなくきちんとわかるように説明する必要があることを親に理解してもらう必要があります．

Ⓑ 注意すべきことを意識し続けられない

　注意されたことの意味は十分理解できていても，肝心の瞬間に（何かに夢中になっていたりして）意識に浮かんでこない場合があります．その結果，同じことを繰り返してしまいます．これも非常に多いパターンです．瞬間的に頭に浮かんでいない状態なので，「忘れる」という表現がまったく間違っているわけではありません．しかし，脳の中に情報はきちんと保持されているので，落ち着いているときに聞かれれば注意されたことを正確に思い出せます．平均的な大人でも，「今日はゴミ袋を買わないといけない」と思いながらスーパーに赴き，買い物に夢中になっている間にゴミ袋のことを失念していたというような経験をした人は多いに違いありません．それと似たようなものです．こういう場合はいくら叱っても，肝心の瞬間に注意されたことが意識に浮かんでこないのですから，叱ることの効果はほとんどありません．重要な局面で注意事項をいかに思い出させるかという工夫が必要です．例えば出かけるときに鍵を持って行ってほしいのなら，玄関のドアに「鍵を持ちましたか？」と書いたカラフルな張り紙をしておくと忘れることを防げるかもしれません．

Ⓒ 衝動性

　衝動性が強い子供もいます．わかっちゃいるけど，ついつい言ってしまう・

やってしまう，という状況です．これも，叱ることの効果がほとんどありません．子供自身が後で反省していることもしばしばあります．すっかり忘れて反省していないようにみえる子供もいますが，自分が失敗を繰り返すことで自身の立場が悪くなっていることは小学生，特に高学年になれば理解しています．わかっちゃいるけどついやってしまうのだから，こういうタイプも問題を繰り返します．しかし，決して忘れたわけではありません．こういったケースの扱いは難しいです．自己評価を低下させないようにしながら成熟するのを待てば良いのではないかと思うのですが，世間はそれを待ってくれないことが多いのです．必ずしも世の人々が冷たいからではありません．むしろ，その子の「将来」を心配する親や教師が使命感に駆られて問題を逐一叱って回ることになりやすいのです．せめて少しでも良い方向に動かしたいのであれば，失敗した後で叱るよりも，問題のある行動をしていないときにこまめに褒めておくほうが合理的であることを親や教師に理解してもらう必要があります．

⭐D 友達の名前を覚えない，学習内容を忘れる

　友達や先生の名前をなかなか覚えられない子供は，ほとんどの場合は自閉スペクトラム症など社会的能力に問題がある子供たちではないかと思います．もちろん，知的発達症があっても覚えられないことにつながりますが，軽度の知的発達症程度では友達の名前をなかなか覚えられないことは少ないと思います．ところが，自閉スペクトラム症の場合は他のさまざまな知識は覚えているにもかかわらず，驚くほど友達の名前を覚えていないことがよくあります．これはおそらく他者に対する興味のもち方の問題だろうと思います．他の子供と遊ぶことが楽しめていても一人一人の個人に対する興味が乏しく，もっぱら活動内容に興味が向かう場合には，名前をはじめとする個人個人の属性を意識できず，覚えられないのではないかと思います．

　学習したことをすぐに忘れるという訴えも多いです．よくあるのは漢字です．一度書けるようになった漢字が書けなくなるという訴えです．人ごとではなく私も漢字を覚えられませんので，なぜこのような状態が生じるのか，そして有効な対策は何か，ということを誰か教えてくれないかなとよく思ってい

す．漢字を覚えられない状態にもいろいろありそうですが，考えやすい状況として文字とつながっている情報が乏しく，単なる記号を覚えることに近い覚え方になっている可能性です．文字は，形，読み（音），意味と関連づけられた複雑な情報です．文字と関連づけられる情報が複雑になるほど確固とした記憶になりやすいのではないかと思われます．漢字の成り立ち，偏や旁などの構成要素の名前，読み，含意，音読みと訓読み，熟語や用例など多くの情報と結びつけておけるほど記憶は薄れにくいかもしれません．さらに，文字を書く手順の運動記憶（手続き記憶）との関連もあると思われます．確かに，漢字が苦手な子供は筆順が定まっていないことが多いです．

　算数でも「忘れる」ことがよくあります．「筆算ができるようになったのに忘れてしまいます」のような訴えです．もちろん本当に忘れていることもあるでしょう．九九や公式を覚えてもしばらく使わなければ単純に忘れます．ただ，繰り返し取り組む四則計算で忘れるとはどういうことでしょうか．客観的根拠はありませんが，私は単純に忘れるというよりも理解が不十分だった可能性が高いのではないかと推測しています．足し算，引き算，桁の概念，繰り上がり，繰り下がりなどが十分に理解できていない状態で，筆算の操作手順だけを無理やり覚えた子が，一見できるようになってもすぐにわからなくなるのではないでしょうか．

　余談ですが，読字，書字，読解，数の概念，計算，図形などの学習の躓きがなぜ生じるのかについての科学的な研究はどの程度進んでいるのかなと気になることがよくあります．ひょっとすると教育学の研究者レベルだとさまざまなことがわかっているのかもしれません．ただ，専門外の人間が少し興味をもてば情報を得られるほどには確たる理論は確立していないような気がします．

⭐E　まとめ

　ここまで考察しましたように，「忘れやすい」と一口に言ってもその実態はさまざまな可能性が考えられます．さまざまな状態を「すぐに忘れるんです」の一言で表現してしまうと，当然のことながら問題の改善は遠のきます．人は複雑な問題を単純化しやすいものです．最も印象に残る現象のみを捉え，そし

て頭の中にストックされた似たような結果に至る原因をさっと照合して結びつけがちです．その結果，単純で人に伝えやすいが，何かしらピントのずれた問題の解釈ができあがります．いったんラベルを貼ってしまうと，なかなか別の見方ができません．

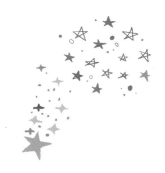

6　理解の悪い子供について考える

　発達障害の外来で多い受診理由の一つが「言葉の理解が悪い」です．どのようなときにそう感じるのか具体例を教えてくださいと尋ねても，あまりはっきりした返事がないことが多いです．しかしいろいろ聞いていくと，何かを指示したり説明したりしても，その後の行動をみると言われたことが把握できていないようにみえるということのようです．保護者の訴えが「言葉の理解が悪い」であっても，実際にはさまざまな状態が考えられます．

Ⓐ　知能や言語能力の問題

　まず素直に考えたときに頭に浮かぶ理解の悪さの原因は，知能や言語能力の低さです．知能に障害のある知的発達症や言語能力に特化した問題のある言語症では，言葉を理解する能力そのものが低いです．また，知的発達症では一般常識的な知識の乏しさやいくつかの手掛かりから話の筋を推論することの弱さもありますから，一層人の言葉の理解が難しくなることが多いです．これらの状態を明らかにするためにはWISC®（Wechsler Intelligence Scale for Children®）などの知能検査が有用です．知的発達症では全般的な能力の低下が認められますし，言語症では言語性課題に特化した得点の落ち込みがみられます．ただ，知能検査をしなければ何もわからないということはありません．日常の活動の様子を幅広く聞き取ることで知的レベルはある程度推測できます．知能や言語能力に問題がないのに理解力が低いようにみえることがよくあります．ここから，どのような状況が考えられるのか説明していきます．

Ⓑ　不注意，ワーキングメモリーの弱さ

　注意欠如多動症などの不注意さが強い状態では，言葉の理解が悪いようにみ

えることが多いです．何しろ人の話に集中できないわけですから，どうしても断片的な聞き取り方になります．そのため，知能に問題がないにもかかわらず人の言葉を正確に聞き取れていません．多少不注意さがあっても，静かな環境で，一対一で会話をしているときにはあまり問題がないことが珍しくありません．典型的には，集団の中にいるときや何か興味を惹かれるものがそばにあるときに，人の話を正確に聞き取れなくなっていることが多いのです．このような場合，家庭での印象と学校園での評価との食い違いがヒントになります．

ワーキングメモリーとは耳で聞いた言葉*2を意識に浮かべ続け，その情報に対して並べ替えや計算などの操作を加えるときに用いられる認知能力です．短期記憶といわれることもありますが，これは聞いた言葉をそのまま短時間意識に浮かべておく能力を指すことが多いです．これに対して，聞いた言葉を記憶するだけではなくその情報に何らかの操作を加えるときにワーキングメモリーという名称をよく使います．成人では一般的に七つ前後の数や言葉を一度に記憶することができます．ちょうど電話番号くらいの長さです．ところが，ワーキングメモリーが弱いと三つ四つ覚えることも難しくなったりします．このような状況があると，話し言葉の聞き取りが非常に弱くなります．全般的な知能がかなり高くてもワーキングメモリーだけが弱い人は，話し言葉の理解が悪くなりやすいです．ワーキングメモリーが弱いため人の話の理解が悪い人では，文章を読めば全般的知能に見合った理解力を示します．なお，ワーキングメモリーの弱い子供では，口頭でまとまった説明をすることが苦手な場合もあります．文章を頭の中で組み立てるときにもワーキングメモリーを使うからです．

注意の状態はワーキングメモリーに強く影響します．どのような人であっても気を散らせるような刺激があるとワーキングメモリーの働きが弱くなりますし，逆に集中できる状態にあればその人なりにワーキングメモリーがうまく働くようになります．また，ワーキングメモリーが弱い人は不注意さを伴っていることが割と多いように思います．

＊2：聴覚情報だけではなく，視覚情報を短時間保持する視覚性ワーキングメモリーというものも想定されています．しかし，ここで取り上げているものは聴覚性のワーキングメモリーです．

⭐C 他者の意図が読めない

　人の気持ちや意図に，直感的に気づくことの難しい子供たちがいます．相手がどういう気持ちや意図で話しているのかを読み取れていませんので，言葉通りに受け止めがちです．曖昧な言葉を伝えられても，相手が喜んでいること，嫌がっていること，腹を立てていること，何かを願っていることなどに気づけないのです．はっきりとした言葉で表現しないとピンときません．そのため，話し手には理解が悪いようにみえがちです．このタイプの子供に気を利かせることや，ましてや忖度させることを期待してはいけません．こちらの希望や意図をはっきりとした言葉で伝える必要があります．

　他者の意図を読むことが苦手な子供は，この後に説明する「文脈を考慮できないこと」や「重要性の重み付けができないこと」が併存しやすいです．いずれも典型的には自閉スペクトラム症の子供たちにみられやすい特徴です．

⭐D 文脈を考慮できない

　通常，私たちは人の話を聞くときや目の前のことについて考えているときに，無意識のうちに関連のある多くの情報を参照しています．現在に至るまでの状況の時間的推移，今はどこで何をしているときなのか，周囲には誰がいて何があるのか，などという情報を考慮に入れながら考えを進めようとします．過去の記憶や一般常識的な知識を参照することもあります．このような，文脈あるいは関連情報を考慮に入れる力の弱い子供の場合，言われた言葉を聞き取った範囲内だけで理解しようとしがちです．ところが，人の話し言葉は多くの前提となる情報が省略されています．そのため言葉をそのまま言葉通りに解釈していると訳がわからなくなります．このような子供たちにはできるだけ前提となる情報を省略せずに説明する必要があります．それでもきょとんとしているときは，さらに遡った背景説明が必要になります．

　人の気持ちがピンときにくい子や文脈を考慮することが苦手な子たちは，暗黙のルールや比喩・皮肉の理解が難しいことが多いです．所属する集団でタブーとなっている話題を口にしますし，明確な制度ではない人々のヒエラル

キーを考慮した言動をとることなどは極めて難しいのです．また，かなり知的能力が高い子供でも遠回しな言い方をされるとピンときません．例えば，遅刻した子に先生が「今何時だと思っているんだっ！」と言うと，大真面目な顔で「はい，9時半です」と答えるようなことが現実に起こり得ます．自分が大幅に遅刻している状況で先生がそのことを非難するための皮肉として時間を問うているということがピンとこず，言葉を言葉通りに捉えて返事をしているのです．暗黙のルールを作らず皮肉も言わず，率直な言葉で話し合う文化を醸成することが大事です．

E　重要性の重み付けができない

　取り組むべき課題が複数あるときに，それらの重要性の重み付けがうまくできず，そのために物事の優先順位を決められない人がいます．こういう場合も理解が悪い印象を与えます．例えば，上司が忙しそうに作業に取り組んでいるときには声をかけるのを控え，上司の手が空くのを待つということは基本的には悪くありません．しかし，会社が巨額の損失を出しかねない緊急事態が生じたときに，そのことをすぐに報告せず上司の手が空くのを待っていたら，これは何を優先すべきかの判断ができていないということになります．重要なものに資源を集中し，重要性の低いものは場合によっては諦める．緊急性の高いものをまず片付けてから時間的余裕のあるときに残りの課題に取り掛かる．こういったことがうまくできないのです．これは，他者の意図が読めないことや文脈を考慮できないことと根っこは同じかもしれません．つまり，今注目している対象だけではなく，それに関連する幅広い情報を考慮に入れるということが難しいのではないかという気がします．もう一つ関与していそうなものは，計画を立てる力です．与えられた条件の中で最も高い成果を出すためには，効率の良い計画を練ってから実行する必要があります．この点においても弱さがあるのではないかと思います．

★ F まとめ

　一口に理解が悪いと言っても，以上に説明しましたようにさまざまな状態が考えられます．そして，それぞれの場合で援助の仕方は異なります．知的能力が低いのであれば，その子がもっている語彙に合わせた言葉を選び，短く単純な文章で説明することが必要でしょう．場合によっては図で説明する必要があるかもしれません．不注意が強ければ説明内容のレベルを下げることよりも注意を引きつけることや，気が散りそうなものを周囲から排除しておくことのほうが有効かもしれません．「理解が悪い」というような日常的によく用いる言葉は要注意です．理解が悪いと感じられる具体的な例をできるだけ多く聞き取ることで，背景にあるものが明らかになってきます．

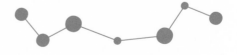

7　偏食について考える

　偏食は誰にでもあり得るものです．世の中に嫌いな食べ物がまったくない人は，もしいたとしても極めて珍しいのではないかと思います．しかし，家族や教師・保育者が心配する，あるいは困る程度の偏食を示す子供は自閉スペクトラム症を伴っていることが圧倒的に多いのではないかと思います．早ければ離乳食が終わる頃には明らかな偏食が認められる子供もいますが，多くは比較的なんでも食べる時期がしばらく続いたのちに偏食が強くなることが多いようです．偏食と一言で言っても，考えるべきことはいろいろありそうです．

⭐A　何が嫌なのか

　偏食は特定の食材や料理を食べない状態です．素直に考えると，味や匂いが嫌いだから食べようとしないことが多そうです．実際，味や匂いがポイントになっていることは多いと思います．そういうときは好んで食べる料理の味や匂いに似るように料理することで食べられるようになることがあります．ただ，かなり微妙な味や匂いの違いを察知する子供もいて，そういう場合は手強いです．偏食の原因は味と匂いだけではありません．歯触りや食感が問題になっていることも多いです．感覚的に「嫌い」と感じられるだけのこともあります．意外に多いのは噛む力の弱い子供です．しっかりと噛むことができていない子供は繊維質の多い食べ物や固いものを嫌うことが多いです．柔らかく料理することや細かく切っておくことで食べられるようになることもあります．意外と口に入れてからの感覚が問題なのではなく，色がポイントになっていることもあり，わかりにくいです．一人の子供の偏食にいろいろな要因が絡んでいそうなので，現実にはなかなか分析することが難しいです．好んで食べる食材や料理と，決して食べない食材や料理をできるだけ具体的に聞き取ると多少は推測が可能となるかもしれません．この辺りは栄養士の協力がほしいところです．

⭐Ｂ 根の深い偏食と浅い偏食

　私が勝手に考えているだけなのですが，偏食には根の深いものと浅いものがあるような気がします．根の深い偏食とは，生理的に強烈な不快感を引き起こし，何をどう工夫しても一貫して食べられないものです．誰にとってもそういう食物はあるのではないでしょうか．例えば，腐った肉や目の前で捌いたカエルの臓物を食べろと言われても拒否する人は多いでしょう．中には想像しただけで吐き気を催す人もいるでしょう．自閉スペクトラム症を有する子供にとっては，これに匹敵するほどの嫌悪を催させる食物が結構ありそうです．こういう食物は，長期間にわたり一貫して食べることができません．これに対して，それほど根が深くなさそうな偏食もあります．典型的には，以前は食べていたのにいつの間にか食べられなくなっていたりする場合です．そして，また何かの拍子に食べだすこともあります．その食物に結びついたイメージに左右されている場合があります．例えば，自分で料理すると食べられなかったはずの料理を食べることがあります．楽しい場面や経験と結びつくと食べられるようになることもあります．味，匂い，食感といった感覚刺激そのものへの嫌悪感ではなく，その食物に結びついたイメージによってその食物への好悪が決まっているように思えます．

　偏食を減らす工夫をいろいろしても良いのですが，強烈な嫌悪を感じさせる食物があるということを周りの人は認識しておく必要があります．このような食物を無理に食べさせようとすることは，その子供を深く傷つける可能性があります．あなたが腐った肉や道路に張り付いて死んでいるカエルを食べるように強要されることがあったらどうか，と考えればどんな酷い状況か想像がつきますね．

⭐Ｃ その偏食は困るのか？

　偏食についての相談を受けたとき，その偏食は総合的に考えたときに本人にとってひどく困るものかどうかを考えてみる必要があります．もちろん，生命を維持できないとまでは言わなくとも，健康を大きく損なうような食生活であ

れば問題です．この場合は何とか健康を保てるように，足りない栄養素やカロリーをいかに補充するかという医療的な観点からの対応が必要になります．ただ，実際にはこのような切迫した問題が生じていることは滅多にありません．家庭や保育所で偏食が強く問題視されている自閉スペクトラム症の子供が受診しても，実際に目の前にいる本人は体が小さいわけではなく，元気もよく，健康そうにみえることがとても多いのです．

　偏食が問題視されるときには，本人の生活に大きな支障が生じるからではなく，躾の問題，あるいは倫理的な問題として周囲の大人が騒いでいることが圧倒的に多いのではないかと思います．偏食が問題視されるもう一つの理由として，豊富な種類の食物を食べないと健康を損ねると本気で思い込んでいる人が結構いることがあげられます．子供自身はろくに病気もせず元気なのはみればわかる状況であっても，漠然とした不安が拭い難いようです．

　私は，明確に健康を害するほどの偏食でなければ，偏食を改めるべき悪と考えなくても良いのではないかと思っています．良くないことだから改めるべきだと考えるのではなく，この世の中に食べられる，できれば楽しめる食物が少しでも増えたら良いなという気持ちをもてば良いのではないでしょうか．何よりも，食事は子供たちにとって楽しみな活動となることを常に意識する必要があると思います．今すぐに食べなくても事態は大きく変わらない状況なのに嫌いなものを食べさせることにこだわることで，親と子供，あるいは先生と子供の関係がギクシャクし，食事の時間が嫌なものになってしまうと本末転倒というべきです．

⭐D 関連する別の問題

　最後に，偏食とごっちゃにして取り上げられがちな現象について少し触れておきます．まず少食や食べることに意欲がないことです．これは偏食と併存することも多く，対応としても偏食と似ています．まずは深刻な問題をはらむ少食かどうかを検討する必要があります．もしも体重が減っているとか，減らないまでも増えないという状況があれば，消化器や筋肉などの身体疾患，食事にまつわる強く不快な経験があったなどの心理的問題，思春期に近い子供であれ

ば摂食障害などを鑑別する必要があります．ただ，意外に多いのは親が少食を気にしていても体重を確認すれば順調に増えているケースです．そのような場合は慌ててあれこれ検査をするのではなく，しばらく経過をみれば良いのではないかと思います．その間に，日々の食事に何かストレスを感じる要素がないかを確認し，少しでも食事を楽しみにできる工夫を保護者に助言していけば良いのではないかと思います．

　ムラ食いは少食よりもさらに深刻な問題は少ない気がします．やはり，生活全般において元気があるかどうかと体重の推移をまず確認し，明確な問題がなければ慌てる必要はなさそうです．保護者には体重の推移を確認することに加え，その日その日に何をどれだけ食べるかを細かくみるよりも，週単位でどの程度食べているかを考えれば良いことを説明すれば良いのではないでしょうか．

　毎日毎日同じものを食べ続ける子供がいます．ひどい偏食があるときも食べられるものが限られるため，毎日同じものを食べている状態にみえます．ただ，偏食の結果としての状況と区別すべき状態として，自閉スペクトラム症のこだわり症状があります．偏食の結果として同じものを毎日食べているようにみえるときは，食べられる範囲内であれば別の食物に変えられていても特に問題はありません．しかし，自閉スペクトラム症のこだわり症状の場合は特定の食物を食べないと納得がいかず，激しいかんしゃくを起こす子供もいます．特定の食物を食べるといっても，一般名が同じであれば納得していることもありますし，同じ食物でも特定のメーカーの製品以外許容できないこともあります．また，単に毎日食べるだけではなく，食べるタイミングが決まっていることもよくあります．

⭐ E まとめ

　ここまで述べてきた中で，私が最も強調したいことは「その偏食は困るのか？」ということです．偏食が目立つ子供でも，明らかに健康を害しそうなほどの偏食はあまり多くありません．ある程度の栄養素のバリエーションをカバーできており，体重の増加不良がなく，見た目に元気で活気があれば偏食を気に病む必要はないと思います．保護者を安心させたうえで，残さず食べるこ

とを目指すよりも，食事の時間を楽しい時間にすることを目指すよう励ますと良いと思います．食べられる物が増えることは良いのですが，偏食を治そうと頑張った結果，食事への意欲が失われるのであれば本末転倒です．とりわけ，ひどい嫌悪感を生じる食物を強硬に食べさせることは虐待と言っても良いのではないでしょうか．そのようなことにならないよう，家族だけではなく子供の食事を支え指導する立場の人たちは十分に配慮する必要があります．なお，偏食も含めた乳幼児の摂食の問題をより詳しく学びたい人にはもっと詳しい解説を載せた書籍*3をお勧めします．

---

*3：下記の書籍は偏食に限らず幼小児期の摂食の問題への対応を系統的に解説しています．お勧めです．
・大山牧子：子どもの偏食外来．いつもの小児科外来や健診で役立つヒント．診断と治療社，2023.

文　献

1 ）American Psychiatric Association（原著）：DSM-5-TR 精神疾患の診断・統計マニュアル 第5版．日本精神神経学会（監修・著），高橋三郎，大野　裕（監訳），染矢俊幸，神庭重信，尾崎紀夫，他（訳），医学書院，2023.
2 ）World Health Organization（原著）：ICD-10 精神及び行動の障害新訂版　DCR 研究用診断基準．中根允文，岡崎祐士，藤原妙子，他（訳），医学書院，2008.
3 ）World Health Organization:ICD-11 for Mortality and Morbidity Statistics.〈https://icd.who.int/browse/2024-01/mms/en〉(2024年6月アクセス)

コラム　自閉スペクトラム症と冗談

　受診した子供の保護者を相手に，自閉スペクトラム症診断基準に沿って子供の日常の様子を聞き取っているときには必ず「冗談がピンとこず，言葉を言葉通りに受け止めやすいですか？」という質問をします．この質問を繰り返しする中で気がついたのですが，困った顔をして「あのー，冗談を言うことがありませんので」と答える親が意外に多いのです．最初の頃は「まさか」とあまり真に受けず，聞き流していました．しかし，「冗談を言うことはない」という言葉は一定の頻度で耳にします．どうも世間には冗談を言わない人が思ったよりもいそうです．

　私の育った家庭はメンバー全員が関西人のせいなのか，家族は隙あらば冗談か皮肉を言いたがる人ばかりでした．私も人はみんな冗談を言うものだと信じて大人になりました．おかげで私自身も，何か言うときはとりあえず冗談を口にしようとする傾向があります．ただし，そのレベルは低く，ほとんどは「滑って」しまいます．このような事情もあるため，冗談を言うことが少ないならまだしも，冗談を言わない人がいるということに納得するまでにはかなり時間がかかりました．しかし，患者の保護者の声に素直に耳を傾けるなら，日常生活において冗談を言わない人が一定数います．

　冗談というものは，言う側と聞く側が同じ背景を共有しているときに成り立ちます．文化や歴史，現代社会の状況，育ち，価値観，といったものです．例えば，自分の得にならないことは一切しようとしない友人をからかうつもりで「もっと親切にしないといけないよ，スクルージ君」と言うとき，相手もディケンズの小説「クリスマス・キャロル」の主人公の名前と人柄を知っていないと冗談として伝わりません．およそ前もっての知識など必要なさそうな一発ギャグでも，どういう状況でどのような態度で何を口にすることは面白いことである，という暗黙の了解がないと冗談として成立しません．このように多くの情報を互いに共有していることが前提となっている状況が，自閉スペクトラム症児は苦手です．相手が前提としていることを理解しないままに言葉を言葉通りに解釈しがちです．だからこそ，自閉スペクト

ラム症児は冗談や皮肉を理解することが難しいのです．そういう意味では，冗談を言わない親は自閉スペクトラム症児を育てるのに向いていそうです．

　ただ，自閉スペクトラム症児・者が冗談を嫌うかといえば，必ずしもそうではありません．自ら積極的に冗談を言う自閉スペクトラム症児・者は結構多いです．ただ，ワンパターンだったり，すでに流行を過ぎている題材を使ったり，自分の興味が向くマニアックな知識を背景としていて大多数の人には意味がわからない冗談だったりすることが多いように思います．とはいえ，興味をもったものはとことん追求する傾向のある人たちです．何が人を面白がらせるかということを深く追求し，高い次元に達する人もいるかもしれません．意外に，漫才やコメディの台本を書く人には自閉スペクトラム症の傾向が強い人が結構いるのかもしれないなあと思っています．知らんけど．

第**2**章

発達障害を
診断する

1 医療にできること

　発達障害を有する子供たちを支援するうえで，医療が重要な役割を担うことはしばしばあります．しかし，いかなる場合でも医療が必須というわけではありません．また，医療は決して万能の力をもっているわけでもありません．むしろ，発達障害を有する子供たちの支援において医療が担える役割は極めて限られています．この章では，医療のみが担える役割を整理しておきます．

　ここにあげてあること以外にも，家族の相談に乗り助言することや療育の場を提供することなど，いろいろ医師や医療機関にできることはあります．しかし，そのようなことは医療でしか担えないものではありません．むしろ他の専門性をベースにした発達障害の専門家のほうが，高いレベルの対応ができたりします．

Ⓐ 診断，診断書

　日本では業として医療行為を行える者は医師のみです．したがって，公的に診断を下すことは医師にしかできません．診断書を発行することも医師のみができることです．診断をしたり診断書を発行したりすることは，医師の重要な役割の一つです．

　診断や診断書に関する話はこれで終わっても良いのですが，もう少し発達障害児支援における診断や診断書の意味を考えてみたいと思います．それは，公的な診断は常に必要なものなのか，ということです．実際には，病院で診断される必要がそれほどない事例がとても多いと思います．

　まず，単に診断してもそれが保育・教育実践の役に立つのかという問題があります．診断概念を熟知した保育者や教師であれば診断名は子供の理解を深めると思います．しかし，診断概念を熟知した先生には病院の診断は不要です．なぜなら，発達障害は医師でなければわからないようなものではないからで

す．「公的」な診断は医師にしかできませんが，発達障害について詳しい知識をもった人であれば，子供の日頃の行動を注意深く観察しさえすれば診断できます．むしろ，子供の日常の様子を細かくみることのできる教師や保育者のほうが医師よりも診断に関して有利な立場にあります．もちろん詳しい知識がなければ診断できませんが，診断の意味がわかっていない教師や保育者が診断名を聞いても診断名を指導方法の改善に結びつけることは難しいでしょう．

　次に，診断名が対処方法に直結するわけではありません．例外として薬物療法や幼児期の療育活動など，診断することによって利用できる対処方法はあります．しかし，地域にもよりますが，最近の就学前幼児の療育は診断書なしに利用できるところが多いのではないかと思います．発達障害を有する子供たちへの支援の中で最も大きいものは子供たちの生活の支援です．日常生活の中で子供が困っている一つ一つの具体に対して解決策の工夫をするという，努力の積み上げが何よりも大切なのです．同じ診断名がついている子供でも，それどころか同じ子供でも状況が違えば異なった対処方法が必要になります．逆に，別の診断名がついている子供に共通して有効な対処方法も数多くあります．子供たちを援助するうえで最も大切なことは診断を得ることではなく，日常のどういう場面でどのように困っているのかという具体を把握することなのです．

　こう考えると，発達障害を有する子供の中でどうしても病院での診断が必要となる事例は限られてきます．薬物療法など医療的な対応が必要になる場合と，診断書を必要条件とする公的制度を利用するときだけです．ところが，多くの学校園の先生方は，何らかの発達障害が疑われる子供ではまずは診断ありきと考えがちです．そのため，医療機関受診があまり必要のなさそうな子供までが受診し，医療機関を圧迫しているのが現状です．となると，医師としてもあまり診断にこだわらず，生活の中で困っている事象に対する初期対応を助言することのほうが診断よりも重要性が高いのです．また，保護者を通じて保育者や教師に適切な対応について助言することも優先順位の高い業務になります．

　診断名を告げることの子供自身や保護者への影響もよく考える必要があります．子供本人にとってどのような印象を与えるかといえば，年齢や知的理解力によってさまざまでしょう．幼い子供や知的発達症がある子供は診断がつくということにあまり何も感じていないかもしれません．年齢が上がるほど診断を

意味のあるものとして受け止めることが増えますが，状況によってネガティブに受け止めるかポジティブに受け止めるか大きく差が出そうです．本人が暮らしづらさや他の同級生との違いを自覚し，しかしそこには工夫する余地があるし人の助けも借りられるのだという意識が育っていれば，診断名をポジティブに受け止めることができるかもしれません．しかし，何もかもうまくいっていないとか，周りの大人はただ自分を非難するという印象をもっている子供が大した説明もなくただ診断名を告げられれば，自分はダメな人間だという烙印を押されたと感じる可能性があります．

　保護者は保護者で，診断名を告げられる際にさまざまな感慨を抱きます．子供の将来を否定されたかのようなショックを感じる保護者がかなり多いと感じます．特に，短い診察だけして断定的に診断名を告げられ，あまり詳しい説明も受けなかったときにはそうなりやすいのではないかという印象があります．ポジティブな受け止め方としては，子供をなかなかうまく育てられず，その原因は親にあると自分を責めていたが，親の育て方以外の理由があることがはっきりして救われたというものが結構あります．

　私は以前，大学生の卒業研究として発達障害児の母親を対象に，子供が診断されたときにどのような気持ちになったかというテーマのインタビュー研究に協力したことがあります．そのときに，診断されたときにショックを受けた，あるいはネガティブな印象を抱いたという語りが非常に多いことをあらためて知りました．医師の目の前でどのような振る舞い方をしていたかに関係なく，診断は多くの保護者にとって少なからぬネガティブなインパクトを与えるものであり，医師はこのことを常に意識しながら長期にわたり支える覚悟をもつ必要があると考えます．

🅑 原因疾患や合併症への対応

　自閉スペクトラム症，注意欠如多動症あるいは限局性学習症を有する子供に明確な原因が認められることはそれほど多くはありません．とはいえ，中枢神経障害を合併するさまざまな疾患が原因となっていることも稀にはあります．また，原因はわからないまでも検査によって明確な脳障害が認められることも

ときにあります．このような原因や基礎疾患を追求することは医療機関にのみ可能なことです．1～3歳の早期幼児期に明確な言葉の遅れや運動発達の遅れを示す場合は，種々の神経疾患や難聴の可能性がないか積極的に医学的評価をしたほうが良いと思います．小児科医であれば1歳6か月児健診や3歳児健診を担当されることが多いと思います．健診の場で明瞭な発達の遅れがみられる子供に対しては，まずは器質的基礎疾患の有無を明確にするために確実に病院受診を促すように留意していただきたいと思います．

　3歳を超えていても，重度の知的発達症，特殊な皮疹，外表奇形，運動障害，先天性の目・耳・心臓の問題を伴うとき，難治性のてんかんを合併するときなども積極的に原因検索をするほうが良いです．年齢に関係なく，できていたことができなくなる退行を示す場合は基礎疾患や原因疾患の検索は必須です．逆に，これらの特徴がみられない子供では，いろいろ検査をしても原因をみつけられないことがほとんどです．

　原因ではなくとも，発達障害にさまざまな医学的問題が合併することはよくあります．例えば，自閉スペクトラム症を伴う子供はてんかんを発症する確率が一般の子供よりも高いことが知られています．また，発達障害を有することによるストレスが長年続くことで，不安，抑うつ，かんしゃく，攻撃性などが増強することが稀ではありません．いわゆる二次障害と呼ばれている状態です．これらの合併症があるときは，医療的な治療が必要になることが多いです．

ⓒ 薬物療法

　発達障害を有する子供が薬物療法を受ける理由は大別して3種類あります．それは，1）合併症への治療，2）不注意や多動―衝動性に対する治療，3）かんしゃくとそれに伴う暴力に対する治療，の3種類です．病型が何であれ，発達障害そのものを治す薬剤は存在しません．最近，自閉スペクトラム症に対する薬物療法の研究が進められていますが，現時点で確実な効果を証明できているものはありません．

　治療の必要な合併症としては，てんかん，程度の強いチック症群，程度の強い不安症，抑うつ症や双極症などがあります．てんかんに対する治療は，基本

的には発達障害の有無によって変わることはありません．ただ，抗てんかん剤の種類によっては不注意や多動を悪化させることもありますので，薬剤選択の際に発達障害の合併は医師が考慮すべきことの一つにはなります．チック症群は生活の中でのストレスが強いと増悪することがよくあります．したがって，発達障害を念頭に置いた日常の援助がうまくいくことがチック症群にも良い影響を与えます．チックが併存している場合でも，日常の適切な援助は薬物療法よりも優先度の高い対処法です．後述の不注意や多動―衝動性に対する治療薬の中に可能性としてチックを悪化させるものがある（メチルフェニデート，リスデキサンフェタミン）ことを医師は念頭に置く必要があります．不安症や抑うつ症，双極症なども生活のストレスが減ることが症状を緩和する方向に影響しますので，発達障害としての援助を薬物治療と並行して行うことが重要です．また，これらの疾患は発達障害の二次障害という側面があります．早期から適切な援助を受けることは不安症や抑うつ症などの予防にもなります．

　発達障害の基本的な症状そのものに対する効果が客観的に証明されているのは，不注意や多動―衝動性に対する薬物療法のみです．現在日本では，注意欠如多動症に対する治療薬として4種類の薬剤が認可されています．どの薬剤も基本的には集中力が増し，衝動的な行動が減ることが期待できます．薬剤によって効果の発現までの期間，副作用，そのほか配慮すべきことが多少異なります．薬物治療を考えるとき，これらの情報についての十分な説明を保護者，できれば子供自身にもする必要があります．薬を用いるかどうかは極めてプライベートなことであり，本人および保護者が医師と話し合ったうえで決めなければいけません．強引に服薬を勧めたり，逆に薬を否定したりする保育者や教師が結構いるのですが，そのような意見に保護者が引きずられないように注意する必要があります．

　薬物治療を始めると，薬を飲まされるということ自体が子供の劣等感を強めることがあります．保護者が子供に薬についてどのように説明するかということは重要な問題です．失敗や不適切な言動が多いので治療しましょう，というような説明はするべきではありません．薬物療法を検討する前から始めたほうが良いのですが，まず子供がありのままの状態で価値があるということを保護者には繰り返し説明してもらいます．どの子でも得意なことや楽しめることは

もともとあります．うまくいかなくても以前よりもうまくでき始めたことや苦手なのに努力していることもあります．気が散りやすく衝動的に行動しやすい特徴自体も，適切な場を得ることができれば好奇心旺盛で行動力に富んでいるともみなせます．「子供が今のまま，ありのままで価値がある」ということを説明した後に，「頑張りすぎて疲れないように，楽にもっている力を発揮できるように協力してくれるのが薬」，といった説明をする必要があることを保護者に丁寧に伝えると良いと思います．

　薬物療法を開始した子供に接する際に，何かが以前に比べて改善しても薬を飲んだおかげだと口にしないように気をつけるべきであることも説明しておきましょう．するべきことをきちんとするようになった，してはいけないことをせずに我慢できるようになった，といった変化がみられたら，**それは本人のもともともっている力と現在している努力の賜物である**と子供に伝えるように勧めましょう．薬が偉いのではなく，本人が偉いのだということを強調するのです．

　激しいかんしゃくや暴力に対して薬物療法が有効なことがあります．人や自分自身を傷つける状態を繰り返すとどんどん立場が悪くなり，さらにかんしゃくが起こりやすくなったり暴力的になったりする悪循環に陥りがちです．そのため，程度がひどいときには適切な薬物療法の開始をためらうべきではないと思います．しかし，同時に考慮すべきことがあります．かんしゃくや暴力は自閉スペクトラム症や注意欠如多動症の基本的な症状ではありません．もちろん，いずれの病型でも感情制御の拙さを伴うことが多いため，特に幼児期には平均的な子供に比べてかんしゃくを起こす頻度は高くなりがちです．また，かんしゃくに伴い手が出ることもありますし，衝動性が強い子供ではそれほど感情的な怒りがないときでも気がつけば手が出ているということもあります．幼児期早期にはこのような様子が目についても，周囲の大人が適切に接していれば次第にかんしゃくや攻撃的な振る舞いは減少します．就学前後以降まで持続あるいは増強するかんしゃくや暴力は，不適切な接し方によって生じる二次障害という側面があります．不適切な接し方の具体例をあげると，強圧的あるいは暴力的な指導，身体の拘束，本人の意思や気持ちを尊重しないし確かめもしないこと，かんしゃくが起きたとき，なだめるために要求に従うことなどがあります．

私は，かなり落ち着いて過ごしていた自閉スペクトラム症を伴う子供で，担任が変わった途端にかんしゃくや暴力が著しく増強し，再び担任が変わったことを機に見事に落ち着いたという事例を何度も経験しています．そのくらい環境の影響は大きいのです．激しいかんしゃくや暴力に対して薬物療法が有効とはいっても，薬物療法のみで問題が解決することはほとんどありません．薬物療法と並行して，激しいかんしゃくや暴力が発生する環境の問題点を洗い出し環境調整をすることは，かんしゃくや暴力に対応するときに欠かせません．

　激しいかんしゃくに対する薬物療法としてはリスペリドンやアリピプラゾールといった抗精神病薬を念頭に浮かべることが多いと思います．ただ，副作用として錐体外路症状が出ることがありますし，稀とはいえ悪性高熱のような激しい症状があり得ます．注意欠如多動症のようにもともと衝動性の強い状態のある子供にみられるかんしゃくや攻撃的行動では，抗精神病薬よりも先に中枢刺激剤など注意欠如多動症に適応がある薬剤から試すほうが良いかもしれません．抑肝散などの漢方薬を好む医師もいますが，私は使用経験がほとんどないのでなんともいえません．

⭐D その他

　ここまでに記した以外にも，医療機関にできることはいろいろあります．医療機関の規模や性格にもよりますが，作業療法，心理療法，言語療法などは発達障害の治療として保険診療上認められています．当然，それぞれの専門性に基づいた技術を必要とするアプローチをすることが多いです．ただ，発達障害診療では医師も含めてそれぞれの専門職が自分の専門性の中で仕事が完結することがほとんどありません．どの立場から患者に接するとしても，子供自身に働きかけ，子供自身の変化を生じさせる（一般的な意味で「治療する」）ことには限界があります．結局は，本人の認知・行動の特徴を観察し，日常生活の中で子供の暮らしづらさはどこから生じているのか，環境の中の何を変えることで暮らしやすくなるのかを子供自身やその保護者と一緒に考え，可能な範囲で助言するということが仕事の重要な要素となります．そのため，医師とその他の専門職との役割分担が明瞭ではなく，他の医療分野以上に専門職間の緊密

なコミュニケーションが重要となります．また，日常生活への介入という側面
は必ずしも医療ならではというものではなく，医師と非医療者である支援者と
の区別も曖昧です．

2　発達障害診断の実際

Ⓐ 初診患者の診断までの流れ

　ここでは，発達障害が疑われる患者が受診した際に，実際に診断するまでの流れを説明します．おおよそ**図4**に示したような手順で診断を進めることになります．大まかに分けると一般診察と発達障害診断のための評価という二つのパートに分かれます．ただし，厳密に図に書いた手順で進行する必要はありません．図では分けて書いてあることを実際には同時に済ませることもありますし，診療体制によっては順番が逆になることもあります．

　最初にすることは，一般的な小児科的疾患の診療と変わりません．何に困り何が心配なのか受診理由を確認します．発達障害に関連した受診理由の場合，可能ならあらかじめ子供に付き添う保護者以外の家族が気づいたこと，所属する学校園の先生からの情報，といったものが入手できるように手配すると良いでしょう．可能なら，事前に保護者に Modified Checklist for Autism in Toddlers (M-CHAT™)[*1] や ADHD Rating Scale (ADHD-RS)[1] などの診断補助ツールへの記入を依頼すると良いかもしれません．

　受診理由が掴めると，一般的な身体的評価や神経学的評価を行います．経過および診察所見から必要性が認められれば，基礎疾患や原因疾患検索のための医学的補助検査を計画します．何らかの発達障害病型を有する子供で器質的な原因疾患がみつかることはそう多くはありませんので，すべての子供に一律に聴力，脳波，脳断層撮影，生化学・内分泌・染色体検査などを施行すべきだとは思いません．しかし，発達の遅れが明瞭な3歳台までの子供や何らかの神経学的所見や外表奇形を伴う子供では，基礎疾患や原因疾患の検索をする必要があります．

[*1]：日本語版 M-CHAT™ は国立精神・神経医療研究センター：かかりつけ医等発達障害対応力向上研修テキスト 〈https://www.ncnp.go.jp/nimh/pdf/H29_dd_1.pdf〉 などを参照．

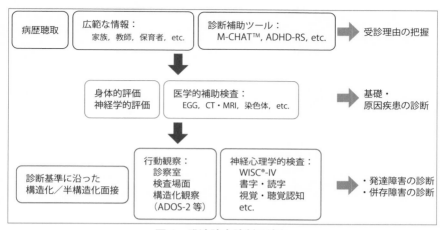

図4　発達障害診断の流れ

患者が受診してから診断するまではおおむね図の上から下へと流れるが，例外もある.

　受診理由を把握し，本人の診察もして，子供の問題が発達や行動，社会性などにあるということがわかれば，何らかの発達障害の可能性が高まります．そこで，発達障害に含まれる診断病型のどれかに該当するかどうかを検討することになります．その際，最も中心となる作業はアメリカ精神医学会が出版しているDSM-5-TR[2]などの診断基準に沿った評価です．発達障害の診断にはWHOが作成したICD-10[3]の診断基準も用いられます．特に，行政ではICDが標準です．ただ，ICDはすでに第11版[4]が出版されており，近いうちに日本も移行する予定です．ICD-11は発達障害の診断に関してはICD-10よりもDSM-5-TRに近いこともあり，本書ではDSM-5-TRに基づいた説明をいたします．なお，DSM-5-TRのTRはテキスト改訂版を意味し，主には解説が改定されており，診断基準は本質的にはDSM-5です（わずかな変更はありますが）．

　ここで発達障害という言葉によって表されるものは，DSM-5-TRで神経発達症群（**表1**）に分類される疾患群のことです．本書では子供で最も診断されることが多い自閉スペクトラム症と注意欠如多動症の診断を中心に解説します．

　DSM-5-TRの診断基準はそれぞれのカテゴリーの特徴を簡潔かつ適切にまとめています．ただ，個々の項目を文字通りに読むだけでは自閉スペクトラム症

表 1　DSM-5-TRの神経発達症群 Neurodevelopmental Disorders

知的発達症群 Intellectual Developmental Disorders 　　知的発達症（知的能力障害）Intellectual Developmental Disorder (Intellectual Disability) 　　etc.
コミュニケーション症群 Communication Disorders 　　言語症 Language Disorder 　　etc.
自閉スペクトラム症 Autism Spectrum Disorder 　　自閉スペクトラム症 Autism Spectrum Disorder
注意欠如多動症 Attention-Deficit/Hyperactivity Disorder 　　注意欠如多動症 Attention-Deficit/Hyperactivity Disorder 　　etc.
限局性学習症 Specific Learning Disorder 　　限局性学習症 Specific Learning Disorder
運動症群 Motor Disorders 　　発達性協調運動症 Developmental Coordination Disorder 　　チック症群 Tic Disorders 　　etc.
他の神経発達症群 Other Neurodevelopmental Disorders

や注意欠如多動症の臨床的な広がりを理解しにくいと思います．それは，短い文章が含む具体的な行動はかなり多様なものを含んでいるからです．その辺りはDSM-5-TRの解説を読めばかなり理解できると思います．しかし，解説を読んだだけでは診断面接においてどのようなことを聞いていけば良いのかなかなかわかりにくいという印象を受けるかもしれません．本章では，個人的経験に基づいて診断基準の各項目をどのように具体的行動と結びつけていけば良いかを説明します．あくまで私の解釈に基づいて記述していますので，専門家からみれば不正確な記述もあるかもしれないということに留意してください．

⭐B 発達障害診断時の留意点

① 情報源

　情報は，できるだけ多方面から得ることが望ましいです．本人，保護者はもちろんのこと，可能なら他の家族や学校の教師，幼稚園や保育園の担任からも話を聞けることが望ましいでしょう．この場合，言うまでもありませんが，保護者の同意は必須です．ただ，さまざまな人に直接診察室まで来てもらうとなるとかなり手間と時間がかかります．前もって子供の日常について気づいたことや気になったことを書いてもらい，それを保護者に持ってきてもらうという方法もあります．直接質問することに比べると有用な情報を得にくくなりますが，何もないよりはずいぶん助かると思います．

　発達障害患者の病歴を聴取するとき，本人にとって必ずしも面白くない話が多くなりがちです．ある程度以上の知的・言語的理解能力をもつ患者の場合，患者本人と家族を分けて病歴を聴取するのが良いと思います．

② 受診理由

　一般的な疾患の診療と同じで，まずは受診の理由を明確にしなければいけません．心配なことや困っていることは「何である」のか，また「誰」が困っているのかを最初に確認します．受診している以上は何らかの問題が存在するはずであることを念頭に置きましょう．病歴を聴取する中で一見大きな問題がなさそうでも，問題なしと決めつけてはいけません．真の問題点は家族が認識していることの陰に隠れていることがあります．特に注意を要するケースは，学校園から強く勧められて受診した子供です．この場合，家族は具体的な問題を把握していないことがしばしばあります．問題点が明確にならない場合や一見大きな問題がない場合には，結論を急がずに面接を繰り返すとともに，受診していない他の家族や学校の担任など，別の情報源からの情報を入手できるよう努力をする必要があります．なお，本人が明確に問題を認識していることは極めて例外的です．とりわけ年齢が低い子供や知的発達症を伴う子供の場合には，自覚的に問題を把握していることはほとんどありません．それにもかかわ

らず，本当に「困って」おり支援を必要としているのは本人自身であることを忘れてはいけません．本人が説明できるかどうかにかかわらず，子供自身に困っていることがないか確認する努力は必要です．小学校入学後，特に高学年になると子供自身が何に困っているかを説明できることが増えてきます．

③ 併存症

注意欠如多動症であれ自閉スペクトラム症であれ，単一の発達障害が純粋な形で見いだされることはむしろ稀です．大半の子供では併存症があることを念頭に置きましょう．軽度知的発達症，注意欠如多動症，自閉スペクトラム症，限局性学習症，発達性協調運動症，チック症群などの神経発達症群に属する障害が互いに共存することは一般的です．これらの疾患では反抗挑発症や素行症など攻撃的行動が強くみられることも多いです．また，強迫症や不安症群，思春期が近づくにつれ抑うつ症群や双極症を合併することも稀ではありません．不眠やレストレスレッグス症候群などの睡眠の問題を伴うことも少なくないです．患者ごとに主たる問題は何であるかを明確にすることは重要ですが，それと同時に共存する問題を広く把握する努力も必要です．

④ いわゆる心身症との関連

狭義の心身症とは，身体疾患の中で心理社会的要因の影響が大きいものです．発達障害児は，睡眠のリズムや自律神経系調整がうまくいかないこと，感覚の敏感さのために症状にとらわれやすいこと，感覚の鈍感のため無理をして疲労を蓄積しやすいこと，発達特性に伴う社会適応の困難さから心理社会的ストレスを受けやすいことなどがあり，心身症を発症しやすいといわれています．よって，主訴が身体症状であっても，その背景を考える必要があります．また，不登校や場面緘黙（選択性緘黙）などのいわゆる心身症として扱われることの多い問題の背景に発達障害が存在することがしばしばあります．最近の行動に何らかの発達障害の症状が認められないかを検討することは当然のこととして，現在の問題が出現する以前の経過をできるだけ詳細に把握することが必要です．発達障害を有する子供は乳幼児期から就学前後までに何らかの問題や奇妙さに気づかれていることが多いものです．

⑤ 症候の特異性

さまざまな発達障害の症候は，特異性にある程度の差があります．特異性の低い症候としては知能の低さ，不器用さ，攻撃性などがあります．すなわち，これらの症候は，多くの発達障害で広く認められます．言語面での障害や注意欠如多動症に含まれる不注意，多動，衝動性も比較的特異性が低いです．一方，自閉スペクトラム症の診断基準に含まれる症候は比較的特異性が高いです．一般的知能との乖離を踏まえたうえでの計算障害（算数障害），読字障害，あるいは書字障害は特異性が高いです．特異性の低い症候にのみ注目すると，より基本的で日常生活の障害となる問題点を見落とす危険性があります．

⑥ 概念の曖昧さと診断することの意義

DSM-5-TRの診断基準をみるとよくわかりますが，発達障害に含まれる病型の疾患概念は極めて曖昧なものです．検査データが重要な診断上のポイントになる知的発達症や限局性学習症でさえ，実際の線引きは難しいです．また，同一患者に対する診断が専門家同士でも異なることがあり得ます．単一遺伝子異常による疾患は診断すること自体に，少なくとも生物学的な意義があります．しかし，もともと概念が曖昧な発達障害の診断は，単に診断しただけでは何の意味もないということに注意が必要です．診断することがその患者の日常の困難の解決に向けてどう貢献するのか，という視点をもっておく必要があります．診断すること自体に意味があるのではなく，子供の暮らしづらさを改善させるために診断するのです．

⑦ 診断基準項目を陽性と取る基準

DSM-5-TRに基づいて診断するときに，個々の具体的な症状を記載した診断項目に当てはまるかどうかの判断に迷うことが多いのではないかと思います．記載されたような症状が，「極めて頻回に起きる」とか「大なり小なりいつも認められる」という時間的な観点と，「とても激しい」とか「著しく奇妙な」といった程度や質の観点から判断するわけです．多くの場合，日常生活においてその症状が問題になっているか否か，あるいは目立っているかどうかという

ことがその診断項目を陽性と取るかどうかの分かれ目になります. さらに, 陽性項目が診断基準を満たしたときにはすぐに診断できると判断してはいけません. 先に述べたこととも関連しますが, 現在日常的に問題となっていることを診断された疾患から説明できるのかどうかを考えてみる必要があります. ある疾患の診断基準項目を満たし, そしてその疾患を前提とすれば現在生じている問題の多くが説明できるときに, 最終的にその疾患であると結論できます.

　なお, p.2 （第1章—1 「発達障害」の捉え方）で説明しましたように, 私は診断される子供と「定型発達」とされる子供との間には連続性があり, その境界は必ずしも明瞭なものではないと考えています. 自閉スペクトラム症にしても注意欠如多動症にしても, 客観的に診断できる揺るぎないカテゴリーとは考えていません. ですので, ひょっとすると医師としては褒めた話ではないのかもしれませんが, 私は診断面接において客観的に正確な診断をつけることをあまり意識していません. どちらかといえば保護者が受け入れやすい診断を意識しています. そうすることで, 保護者が前向きに子供の現状を受け入れ, 長く支える気持ちになりやすいと考えるからです. そのため, 保護者が認める症状を中心に診断基準に該当するかどうかを検討するようにしています. 保護者が意識していないけれども診察時にみられた特徴や保護者以外の人からの情報で指摘されている特徴は, 「**そういう指摘もありますがどう思われますか？**」と保護者に確認し, ある程度の理解が得られるときにのみ判断に組み入れるようにしています.

⑧ 診断補助ツール

　子供の行動特徴を評価するためのさまざまな評価尺度があります. 特定の診断に特化したものではなく, 広範囲にわたる行動を評価できるブロードバンド尺度と呼ばれるものとしては子供の行動チェックリスト（Child Behavior Checklist：CBCL）などを含むAchenbach System of Empirically Based Assessment（ASEBA）[5] がよく使われます.

　疾患特異的なツールとしては, 注意欠如多動症には保護者や教師, あるいは患者自身が記入する質問紙として先述したDuPaulのADHD Rating Scale（ADHD-RS）やConners 3rd Edition™（Conners 3®）日本語版[6] などがあります. 自閉

スペクトラム症診断のための補助ツールとしては保護者や教師，あるいは患者自身が記入する質問紙として先述したM-CHAT™の他にSRS-2対人応答性尺度（Social Responsiveness Scale Second Edition：SRS-2）[7]があります．親面接による評価尺度としてはAutism Diagnostic Interview-Revised（ADI-R）日本語版[8]やParent-interview ASD Rating Scale-Text Revision（PARS®-TR）[9]があります．いずれも関連する広い範囲にわたり満遍なく質問項目があるため，病歴を聴取する際に併用することで行動特徴について聞き漏らしを減らすことができます．ただ，これらの評価尺度の感受性や特異性は必ずしも高いものではなく，質問紙得点のみで機械的に診断してはいけません．また，ADI-R日本語版の使用にあたっては研修が必須とされており，PARS®-TRも研修を受けることが推奨されています．自閉スペクトラム症の症状を客観的に評価する方法として，半構造化された行動観察法であるAutism Diagnostic Observation Schedule Second Edition（ADOS-2）日本語版[10]があります．これはかなり難易度の高い評価であり，使用するには大学で心理学や心理検査についての教育を受けた経験が必要とされています．また，ADOS-2日本語版の研修を受けることが推奨されています．

　これらのさまざまなツールを用いた多面的な評価ができれば理想的ですが，人的資源を含めかなりの準備が必要ですし，多くの評価法を実行するほど時間はかかり，保護者や子供本人の負担も増えます．しかも，いかなるツールを用いたとしても実生活における具体的問題の有無や適応状況を詳しく聞き取ることは必須です．そう考えると，あなたが臨床と並行して研究目的のデータを集め，ゆくゆくは論文にまとめようと考えておられないのなら，あまりこれらの診断ツールにこだわる必要はないと思います．むしろ，保護者記入の質問紙の結果のみで安易に診断することは避ける必要があります．

⑨ 検　査

　一般的な小児科外来における診療と同様に，経過，症状，診察所見などから必要と判断されれば検査を計画します．血液生化学検査，染色体検査，内分泌検査，脳波検査，他の神経生理学的検査，脳MRIなどのいわゆる医学的補助検査は一律に施行する必要はないと思います．注意欠如多動症の診断には甲状

腺機能や血清鉄の測定をすべきと書いてある書籍もありますが，私は同意できません．その検査で明らかにしたい疾患の兆候があると判断できる場合にのみ検査をしたほうが良いと思います．ここはあなたの小児科医としての腕の見せ所です．注意欠如多動症や自閉スペクトラム症で脳波異常の検出率が一般よりも高いことから一律に脳波検査をすることを勧める人もいますが，私は必要ないと考えています．発達障害への対応が脳波所見によって大きく変わることはほとんどありません．けいれんがあるなど，一般臨床で脳波を取る明確な理由が認められるときにのみ計画すれば良いのではないでしょうか．

　発達障害の臨床においては，知能検査をはじめとする心理検査を行うことは多いと思います．特に知能検査，年齢的に難しいときはその代替となる発達検査を施行することが欠かせないと考えている人は多いかもしれません．ただ，これもあまり根拠のある主張ではなさそうです．ほとんどの発達障害（神経発達症）に属する疾患を診断するにあたり，検査は必須ではありません．日常生活の中で観察できる行動から定義されている疾患がほとんどですので，検査はなくても診断できますし，さまざまな支援も可能です．知的発達症と限局性学習症は知能検査をすることに最も意義のある疾患といえます．ただ，この二つでさえ検査のみで判断すべき状態ではありません．現在，知的発達症の診断において知能検査結果は重要な情報とみなされています．しかしそれと同等以上に重視されているものは日常生活への適応状態です．最近の考え方では，知的発達症は知能指数のみで機械的に診断すべきものではないとされています．限局性学習症の診断では読字，書字，読解力，計算能力などの検査で特定の能力の低下を示すとともに，知能検査で知能障害がないことを明らかにすることが原則です．しかし，検査をすることが望ましいとはいえ，特殊な検査をしなくても学習での状況を丁寧に評価することでかなり精度の高い診断は可能です．発達障害診療で心理検査，特に知能検査や発達検査をすることは否定されるものではありませんが，検査で何を確かめたいのかという目的を常に意識することは大切です．

　知能検査などの心理検査を施行するにあたり留意すべきことがいろいろあります．まず，一般的な医学的検査と異なり本人への侵襲がないと思われがちですが，そんなことはありません．検査をすることは結構子供にとって負担にな

ります．子供は自分の苦手なことを意識していることが割と多いですし，できるかできないかにこだわる子供は大勢います．うまく子供を乗せる心理師であればまだ良いのですが，迂闊に検査を，しかも繰り返しするとその経験が子供のトラウマになることもあり得ます．

　心理検査では練習効果のことも十分に配慮する必要があります．繰り返し同じ検査を施行すると，実際の能力以上の結果を出すようになるため，同じ検査を繰り返すことはできるだけ避けなければいけません．例えば，WISC®-IV[11]を繰り返すときは2〜3年以上は間を空けることが推奨されています[*2]．

　心理検査の価値は，算出される検査得点だけではありません．むしろ，検査中の子供の様子は貴重な情報といえます．集中できるかどうか，人の話を聞けるかどうか，不安や自信のなさが前面に出ていないか，できるかできないかへのこだわりが強くないか，相手の言葉の意図を汲み取りにくくないか，説明を効率よくできるか，など，さまざまな子供の特徴を観察できる絶好の機会になります．せっかく検査をするのであれば，結果だけを気にするのではなく検査中の子供の様子について検査者と十分に話し合いましょう．

　ここからは，自閉スペクトラム症と注意欠如多動症を中心に，DSM-5-TRの診断基準に基づく評価を具体的に説明いたします．

⭐Ⓒ 自閉スペクトラム症を診断する

　DSM-5-TR/DSM-5の自閉スペクトラム症はDSM-IVの広汎性発達障害からレット障害を除いたものにほぼ相当します．DSM-IVの広汎性発達障害ではいくつかの下位病型に分けられていましたが，DSM-5の自閉スペクトラム症では一つのカテゴリーにまとめられたことが大きな変化です．

　DSM-5-TRの自閉スペクトラム症の診断基準を**表2**に示します．表にある通り，この診断基準ではAからEの5つの基準があります．診断するためにはそのすべてを満たす必要があります．このうち，基準Aと基準Bの2項目は基本的な症状（行動特徴）です．

[*2]：現在すでに第5版であるWISC®-V知能検査が出版されており，第4版から移行しつつあります．

表2　自閉スペクトラム症　Autism Spectrum Disorder

A. 複数の状況で社会的コミュニケーションおよび対人的相互反応における持続的な欠陥があり，現時点または病歴によって，以下のすべてにより明らかになる（以下の例は一例であり，網羅したものではない）．
　(1)　相互の対人的—情緒的関係の欠落で，例えば，対人的に異常な近づき方や通常の会話のやりとりのできないことといったものから，興味，情動，または感情を共有することの少なさ，社会的相互反応を開始したり応じたりすることができないことに及ぶ．
　(2)　対人的相互反応で非言語的コミュニケーション行動を用いることの欠陥，例えば，統合の悪い言語的と非言語的コミュニケーションから，視線を合わせることと身振りの異常，または身振りの理解やその使用の欠陥，顔の表情や非言語的コミュニケーションの完全な欠陥に及ぶ．
　(3)　人間関係を発展させ，維持し，それを理解することの欠陥で，例えば，さまざまな社会的状況に合った行動に調整することの困難さから，想像遊びを他者と一緒にしたり友人を作ることの困難さ，または仲間に対する興味の欠如に及ぶ．

B. 行動，興味，または活動の限定された反復的な様式で，現在または病歴によって，以下の少なくとも2つにより明らかになる（以下の例は一例であり，網羅したものではない）．
　(1)　常同的または反復的な身体の運動，物の使用，または会話（例：おもちゃを一列に並べたり物を叩いたりするなどの単調な常同運動，反響言語，独特な言い回し）．
　(2)　同一性への固執，習慣への頑ななこだわり，または言語的，非言語的な儀式的行動様式（例：小さな変化に対する極度の苦痛，移行することの困難さ，柔軟性に欠ける思考様式，儀式のようなあいさつの習慣，毎日同じ道順をたどったり，同じ食物を食べたりすることへの要求）
　(3)　強度または対象において異常なほど，きわめて限定され執着する興味（例：一般的ではない対象への強い愛着または没頭，過度に限局したまたは固執した興味）
　(4)　感覚刺激に対する過敏さまたは鈍感さ，または環境の感覚的側面に対する並外れた興味（例：痛みや温度に無関心のように見える，特定の音または触感に逆の反応をする，対象を過度に嗅いだり触れたりする，光または動きを見ることに熱中する）

C. 症状は発達早期に存在していなければならない（しかし社会的要求が能力の限界を超えるまでは症状は完全に明らかにならないかもしれないし，その後の生活で学んだ対応の仕方によって隠されている場合もある）．

D. その症状は，社会的，職業的，または他の重要な領域における現在の機能に臨床的に意味のある障害を引き起こしている．

E. これらの障害は，知的発達症（知的能力障害）または全般的発達遅延ではうまく説明されない．知的発達症と自閉スペクトラム症はしばしば同時に起こり，自閉スペクトラム症と知的発達症の併存の診断を下すためには，社会的コミュ

（続く）

表2　自閉スペクトラム症　Autism Spectrum Disorder（続き）

ニケーションが全般的な発達の水準から期待されるものより下回っていなければならない．
注：DSM-IVでは自閉性障害，アスペルガー障害，または特定不能の広汎性発達障害の診断が十分確定しているものには，自閉スペクトラム症の診断が下される．社会的コミュニケーションの著しい欠陥を認めるが，それ以外は自閉スペクトラム症の診断基準を満たさないものは，社会的（語用論的）コミュニケーション症として評価されるべきである．

（American Psychiatric Association（原著）：DSM-5-TR 精神疾患の診断・統計マニュアル　第5版．日本精神神経学会（監修，著），髙橋三郎，大野　裕（監訳），染矢俊幸，神庭重信，尾崎紀夫，三村　將，村井俊哉，中尾智博（訳）：54-55，医学書院，2023より，一部略）

　基準Cでは症状が発達早期から認められることを条件としています．自閉スペクトラム症は通常，幼児期に発症します．最近では，2歳頃には診断が可能な例があると考えられています．ただ，特性が軽いときには年齢が小さいうちは基準Aと基準Bを完全に満たさないこともよくあります．そういう場合でも年齢が上がるにつれて特徴が明確になり，暮らしづらさが生じることがあります．このことを考慮すると，診断基準を満たさない程度に自閉スペクトラム症の特徴が認められる患者でも，簡単に自閉スペクトラム症の診断を否定せずに長期にわたり経過をみることが必要といえます．

　基準Dでは症状があることで生活の支障になっていることが必要とされています．これはDSM-5-TR/DSM-5全体に共通する特徴です．どの精神疾患でも特徴的な症状がそろっているだけで診断されるわけではありません．その症状によって生活機能が障害されていることが診断の前提となります．これは言い換えれば，現在の生活の中で観察できる問題が自閉スペクトラム症で説明できるか，ということです．

　基準Eでは他の疾患と併存しているときに満たすべき要件を示しています．軽度の知的発達症があってもそれだけで社会的能力がひどく障害されることはありません．したがって，軽度の知的発達症があることで自閉スペクトラム症の診断が難しくなることは通常ありません．ただ，相手の言葉の意味を理解できないことが増えるため，会話が続きにくく感じられることや噛み合いにくく思えることはしばしばあります．また，遊びのルールの理解が難しいときに

は，次第に同年齢の子供同士の遊びから離れがちになることがあります．知的発達症の程度が重くなるほど，子供の言動にみられる特徴が知能の低さによるものか自閉スペクトラム症の症状なのかを区別することが難しくなります．

　診断時に最も丁寧に評価するべきことは基準Aと基準Bです．基準Aと基準Bのいずれも満たすことが求められます．日常の診療においては基準Aには該当するものの基準Bは満たさない子供たちにしばしば遭遇します．その場合は自閉スペクトラム症と診断できません．こういう例では社会的（語用論的）コミュニケーション症を考慮します．基準Aと基準Bいずれも現在のみではなく，過去に認められた場合も該当する行動ありと判断します．

　ここから自閉スペクトラム症の診断基準の基準Aと基準Bに沿ってどのように具体的な行動を聞き取るかを解説します．なお，『』はDSM-5-TRからの引用です．

① 基準A

　基準Aでは社会的コミュニケーションおよび対人的相互反応における持続的な欠陥に関連する行動を規定しています．基準Aには（1）から（3）までの下位項目があります．このうちいくつを満たせば良いのかDSM-5には明記されていませんでしたが，DSM-5-TRでは三つすべてを満たす必要があることが明記されています．各下位項目にはどのような行動が該当するのか具体的にみていきましょう．実際には特定の具体的行動が（1）から（3）のどれに当てはまるかを判断することは難しいことが多いです．そのようなときは行動を杓子定規に下位項目のどれかに無理に分類するよりも，複数の項目に該当すると考えたほうが良いのではないかと思います．

　『(1) 相互の対人的―情緒的関係の欠落で，例えば，対人的に異常な近づき方や通常の会話のやりとりのできないことといったものから，興味，情動，または感情を共有することの少なさ，社会的相互反応を開始したり応じたりすることができないことに及ぶ．』

　相互の対人的―情緒的関係の欠落とは，他者と関わり考えや感情を共有する

能力の問題を意味します．例えば，人への関心を欠き，ほとんど他者と関わろうとしない子供がいます．人への関心を欠いているわけではなく，人からの関わりを拒絶することもありませんが，自分からは積極的に人に関わろうとしない子供もいます．好きな遊びや活動に没頭していると周りの人のことを意識できなくなることもあります．また，人の体を道具のように使おうとしたり（クレーン現象），自分がしている活動に手助けが必要なときにだけ人に関わろうとしたりして，それ以外には人との関わりを求めない子供たちがいます．逆に相手との関係性に不釣り合いな程度に過剰な接し方をする子供たちもいます．例えば，親しい友達にベタベタ触ったりやたら抱きついたりすることや，初対面の大人に体をぴたりと寄せることなど，人との物理的な距離が近すぎる傾向がみられることがあります．また，さして親しくない間柄の人に妙に馴れ馴れしく話しかけることがあります．これなどは一見すると他者への無関心とはまったく逆の印象を受けますが，両者ともに相互の対人的─情緒的関係の欠落に当てはまる行動パターンです．このような相互の対人的─情緒的関係の欠落のバリエーションを，イギリスの精神科医であるローナ・ウィング先生[12]は孤立型，受動型，積極奇異型と表現しています．

　自閉スペクトラム症と診断される子供たちでは，言葉の遅れによって問題に初めて気づかれる例は多いです．後にかなり高度な言語能力を身につける子供でも，3，4歳頃までは言葉の発達の明確な遅れを示すことは少なくありません．言葉の発達が遅れていても自閉スペクトラム症を伴っていない子供では，ジェスチャーなど何らかの手段を通じて他者とのコミュニケーションを図ろうとしますが，言葉の遅れがある自閉スペクトラム症ではジェスチャーなどで補う努力も乏しいです．また，言葉を話すようになっても人に向かって用いることが少なく，話しかける相手がいない状況で一人だけで喋っていることがよくあります．

　その一方で，一貫して言語の遅れは認められない子供も珍しくありません．そのような場合でも，何らかの会話の問題が明瞭に認められます．例えば，自分から話題を振ることが少なく，自発的に話しかけるときは要求や事務的用件ばかりだったりします．また，他者との一つの話題に沿った会話が続きにくいことがよくあります．とてもよく喋るのですが相手の反応にお構いなしに一方

的に話すことが多かったりもします．話にまとまりがなく話題がどんどん拡散することや急に変わることが多く，質問に対して関係ないことを返事するなど話が噛み合いにくいことも多いです．そこそこ会話が成立していても，相手の言葉の裏の気持ちに気づいていないことがよくあります．場に応じた発言をすることが難しいことや，他者の会話に途中から参加することが難しいことも多いです．

　他の人と興味や情動を共有できないことが多くあります．例えば，相手と向き合いながら一緒にぴょんぴょん飛び上がって喜んだり，他者への不平不満を同調しながら口にしたりするような，他者と同調しながら感情表現をすることが少ないです．一般的に子供は2, 3歳になればしきりに親や家族の真似をします．親が料理や掃除や化粧をしているときに自分も同じようにしようとするのです．ところが，自閉スペクトラム症の子供たちは2歳を過ぎても親の真似をしないことが多いです．ただ，自閉スペクトラム症を伴う子供の中には親が活動している同じ場では模倣をしないのに，まったく別の状況で親の活動を再現していることがあります．

『(2) 対人的相互反応で非言語的コミュニケーション行動を用いることの欠陥，例えば，統合の悪い言語的と非言語的コミュニケーションから，視線を合わせることと身振りの異常，または身振りの理解やその使用の欠陥，顔の表情や非言語的コミュニケーションの完全な欠陥に及ぶ.』

　この項目に該当する有名な特徴は視線が合いにくいことです．昔から自閉症の子供は目が合わないということが強調されがちです．確かに視線が合いにくい自閉スペクトラム症の子供は多いです．しかし，目が合う自閉スペクトラム症児も珍しくありません．また，他者からの声掛けでは目を合わせなくても自分から相手に何かを伝えようとするときには目を合わせる子供もよくいます．逆に，自閉スペクトラム症にはまったく当てはまらないのに目が合いにくい人も世の中にはいます．注意欠如多動症の診断でもいえることですが，一つの特徴の有無だけで判断しないように注意する必要があります．診断する際には，診断基準に沿って複数の特徴が複数の状況において認められることを確認する

ことが大切です.

よほど重度の自閉スペクトラム症でない限り,怒りや喜びの表情をまったく示さないことはほとんどありません.ただ,会話の流れや状況によってこまめな表情変化に乏しく微妙なニュアンスを示すことが難しいことが多いです.笑う,怒るといった極端な表情だけをときに示し,それ以外は基本的に無表情の子供がいます.また,話している言葉の内容やその場の状況にそぐわない表情をしていることもあります.例えば,楽しい話をしているのに無表情だったりします.他者の表情や身振りの理解でも,単純な怒りや嬉しさの表現さえわからない子供は少ないですが,微妙な表現を読み取れていないことは多いです.また,相手に注意を払っているときはある程度他者の表情や身振りの意味に気がつけても,他者の様子に関心を示さないために人の感情に気づきにくいこともよくあります.

共同注意行動の乏しさは自閉スペクトラム症を伴う子供が最も早期に示す特徴の一つとされています.共同注意とは,同じ対象に他者と一緒に注目を向ける行動です.例えば,通常なら1歳前後くらいでみられ始める,他者の共同注意を引き出すための指さし(叙述の指さし)がみられないことが多いです.本人が指さしをしないだけでなく,人の指さしや視線を追うことが下手なことも多いです.極端な場合は,人の指さしを追おうとしなかったり,指さしの指自体に注目したりもします.このことと関係があるかどうかはわかりませんが,会話の中で「これ」,「それ」などの指示代名詞がピンとこない子供が多いです.幼児期後半から学童期でも自分が描いたものや作ったものを家族に見せようとすることは多くの子供に共通してみられますが,自閉スペクトラム症を伴う子供では自分一人で楽しみ,人に示すことなく終わることがよくあります.

ハイハイやよちよち歩きを始めても親や家族の後追いをせず,一人でいても平気なことが多いです.しかし,少し親の姿が見えないと激しく泣く,まったく逆のタイプもいます.

共同注意の異常と並んで最も早期の兆候の一つとみなされているものに,社会的参照の乏しさがあります.通常,定型発達の幼児が知らない人に遭遇し不安に感じたときには,親の顔を確認しようとします.親が嬉しそうな顔をしていれば安心しますし,親が不安そうになれば子供は親にしがみつき泣きだした

りします．つまり，親の様子を見て初めての人との遭遇が心配しなくても良い状況かどうかを判断するのです．これを社会的参照といいます．自閉スペクトラム症の幼児では，この社会的参照が乏しく不安になっても親のほうを振り向かないことがよくあります．

　自閉スペクトラム症患者が話すとき，韻律（prosody：音程，抑揚，速さ，リズム，あるいはアクセント）が異常なことがしばしばあります．早口で抑揚が平板なことが典型的です．平叙文を話すときに疑問文のように語尾を上げることもしばしばあります．

　私の個人的印象ですが，診断基準に沿って親から日常の様子を聞き取るときに，基準Aの(2)に当てはまる特徴に親が気づいていないことがよくあります．例えば，保育所の担任が「相手が嫌がっていても気づかない」ということを強く感じていても，親は相手の気持ちにはよく気づくし表情が意味することもよくわかっていると思っていることがよくあります．診察室で明らかに目が合いにくく表情が乏しい印象を受けても，親は気になっていないことが少なくありません．長く密着して暮らしている家族同士だと，非言語的コミュニケーションの問題が多少あってもお互いに不都合を感じにくいのかもしれません．

『(3) 人間関係を発展させ，維持し，それを理解することの欠陥で，例えば，さまざまな社会的状況に合った行動に調整することの困難さから，想像遊びを他者と一緒にしたり友人を作ることの困難さ，または仲間に対する興味の欠如に及ぶ.』

　人間関係を発展させ維持しそれを理解することの欠陥とは，社会的関心が欠けているか乏しい様，あるいは通常とはずれた非定型性を意味します．年齢によって異なった形をとり，一般に，若年者や知能の障害が強い例ほど交友関係を築くことに無関心であることが多く，年長者では交友関係に関心を示しますがその試みがうまくいかないことが多いです．

　定型発達児では1，2歳くらいには同年代の子供に興味を示し，並行遊びがみられるようになります．自閉スペクトラム症を伴う子供では，程度が軽い場合でも3，4歳になって初めて他の子供に興味を示しだすことはよくあること

です．同年代の子供よりも年長の子供や大人とのほうがうまく付き合えるようにみえることも多いです．また，年中・年長クラスの子供や就学後の子供では，もっぱら年下の子供と遊びたがる場合もあります．

　集団の場で常に孤立しているときはわかりやすいですが，そこまで際立った状態の子供はそれほど多くありません．ほとんどの子供は遅かれ早かれ幼児期のうちに他の子供と遊ぶようになります．ただ，友達と一緒に遊んでいるようにみえてもただついて回りそばにいるだけの場合があります．また，ごく軽度の障害では，短期的には一緒に遊べていても相手が誰でもかまわないようにみえ，次々別の子供と遊ぶため，特に親密な友達ができないことがあります．また，幼児期には一見普通の友達付き合いができていても，小学校に入学し学年が上がるにつれ交友関係の問題が明確になることもあります．

　一人遊びが多いということは非常によくみられる現象です．ただ，積極的に一人を好み人が関わってくることを嫌っている場合と，他の子供に興味はあるもののどう関われば良いのかわからず，結果として一人で過ごしていることが多い場合があります．また，一対一など少人数なら結構遊べますが，集団での遊びに入れない子供も多いです．他者を拒絶する傾向がある子供でも，年齢が上がるにつれて人への興味が増し，人との関わりを求めだすことが一般的です．

　知能が高い年長児では一方的な思い込みの「友達」がいることがあります．単に話しかけてもらえることがあるというだけで，友人と思い込むことがあります．ときには，相手に利用されているだけのことがありますし（例：お小遣いが手に入るとすぐに同級生におごってしまうので，そのときには一緒にいてくれる），いじめられている場合さえあります．このような場合，「友達がいる」という本人の話だけでは本当の意味で友人関係にある相手かどうか判断ができません．

　また，集団の中で場の雰囲気や空気が読めていないことがよくあります．そのためみんなが悲しそうにしているときにはしゃいでいたり，みんなが盛り上がっているときにそっぽを向いていたりします．遊びの中で周りの子供たちが何を望んでいるのかピンとこず，自分が考えるルールややり方を強引に主張しすぎることも珍しくありません．

　これは小学校高学年以降に目立ちやすいのですが，言葉を字義通りに理解す

る傾向が強く比喩や皮肉がわからないことが多いです．ただし，定型発達児でも小学校低学年くらいまでは皮肉を理解することは難しいです．また，世の中には同じ態度や言葉遣いでも相手や状況によって許される場合と許されない場合がよくありますが，これも自閉スペクトラム症者には理解が難しいことがよくあります．

②　基準B

> 『(1) 常同的または反復的な身体の運動，物の使用，または会話（例：おもちゃを一列に並べたり物を叩いたりするなどの単調な常同運動，反響言語，独特な言い回し）．』

おもちゃやミニカーをきれいに一列に並べることを繰り返す，本のページをパラパラと繰り返しめくる，などは就学後には認められなくても幼児期に認められていたということは多いです．積み木などをひたすら積み上げることを繰り返す子供もいます．

くるくる回り続ける，ぴょんぴょん跳び続ける，手をひらひらさせる，などの常同的な身体運動は併存する知的発達症の強い例に多くみられます．しかし，知能の高い例でも手持ち無沙汰なときや感情的に不安定になったときに認められることは珍しくありません．また，幼少時には認められていても，次第に目立たなくなることが多いです．しかし，この場合でも努力して人前で抑制していることがしばしばあり，人目のないところ（自分の部屋など）で常同行動に没頭することはあります．常同行動ではありませんが，歩行時の姿勢や身のこなし方が奇妙な印象を与えることは多いです．

反響言語には即時型と遅延型があります．即時型反響言語（いわゆるオウム返し）は相手の台詞とまったく同じ言葉で返事をします（例：「何をしたい？」と質問すると「何をしたい？」と答える）．通常の受け答えであっても，即時型反響言語のようにみえることがあり紛らわしいことがあります．例えば，「ジュース飲む？」と聞かれたときに「ジュース飲む」と答えることは必ずしも反響言語ではありません．この場合は語尾を下げるか上げるかで見わけることができます．遅延型反響言語は，数時間から数日前に誰かが言っていた台詞

やテレビで聞いた台詞などをその場の状況と関係なく突然言いだす現象です．幼児や小児ではアニメの登場人物のセリフやテレビコマーシャルのセリフなどが多いですが，最近ではYouTubeの動画のセリフなども増えています．なお，反響言語は基準Aの（1）に含められる行動とも解釈できます．

　本来の意味とまったく違う意味で言葉を用いることや，新造語を繰り返し言うことがあります．明確な意味をもたないこともありますし，嫌な気持ちを表すなど意味をもっていることもあります．

　自分と相手の立場が逆転した言い間違いをよくします．例えば，「～してあげた」と言うべきときに「～してくれた」と表現したり，「行く」と言うべきときに「来る」と言ったりします．幼児期には，「いってきます」と「いってらっしゃい」が逆になったり「おかえり」と「ただいま」が反対になっていたりします．英語圏であれば“you”と“I”を逆にすることが多く気づかれやすいのですが，日本語では主語を省略することが多いので一人称と二人称の逆転が気になることは通常ありません．

　年齢よりも大人っぽい，あるいは衒学的な言葉遣いをすることがよくあります．過剰に丁寧な敬語を用いる子供もいます．こういった特徴は知能の高い例に多く認められます．ただ，大人びた物言いや難しい言葉を好むものの，その意味を正確に理解できていないことも多いです．思春期以降の過剰に敬語を使う例では，多くの場面で比較的無難に過ごすための適応的な努力の結果という面もあるかもしれないと感じます．

> 『(2) 同一性への固執，習慣への頑なこだわり，または言語的，非言語的な儀式的行動様式（例：小さな変化に対する極度の苦痛，移行することの困難さ，柔軟性に欠ける思考様式，儀式のようなあいさつの習慣，毎日同じ道順をたどったり，同じ食物を食べたりすることへの要求）』

　これは，自分を取り巻く環境や自分自身の行動の変化を避けようとする傾向です．慣れない場所，人，活動では不安になりやすいという漠然とした状況もよくみられますが，より明瞭で人目を引く行動として現れることが多いです．例えば，自分が着る服，食べるもの，自分のみならず他の者の食器や座席など

を決めてしまい，それらが変わるとひどく嫌がる子供がいます．物事の手順，道順にこだわり，変えることを拒んだりします．家具などの配置や色にこだわり，模様替えをすると落ち着かなくなったり怒ったりします．ドアや窓が開いていることを嫌がり，少しでも開いていれば閉めて回る子供もいます．毎日食べることに決めている食べ物があったり，食べるタイミングまで決めていたりすることもあります．

予定の急な変更や，普段と違う特別な行事になると落ち着かなくなったり，不安が強くなったりしやすいことがよくあります．このような場合，親によっては意識せずに事前に予定をこまめに伝えておく習慣ができていることがあります．学校園での活動がいつもと違う教室になったり，普段はいない別のクラスの子供が同じ場にいたりすると動けなくなる子供もいます．多くの子供は活動の切り替えが苦手です．遊んでいるときに別のことをさせようとしてもなかなか切り替えられません．このことは結構親のストレスにつながりやすいです．

同じ質問を何度も繰り返したり，同じ話題を繰り返し口にしたりすることがあります．これは，しつこく要求を繰り返すこととは区別する必要があります．しつこく要求を繰り返すことは自閉スペクトラム症ではなくても，例えば注意欠如多動症の子供でもよくみられることです．繰り返す質問に対して，いつも同じ返答を要求することもあります．質問を繰り返すとき，その内容はさまざまですが，予定に関連した質問が多いです（例：「今日，何時に○○へ行くの？」と何度も繰り返す）．

ぬいぐるみやタオルケットなどの特定の物を常に持ち歩き，それが手元にないと落ち着かないことがあります．その物自体やそれを持ち歩くことにこだわっているのか，それともその物の手触りなどの感覚刺激への特殊な反応と取るべきなのか，迷うことがよくあります．厳密に区別することは難しいですが，その物がそばにあればそれで良いのか，しきりに触ろうとするのかで判断すると良いと思います．

『(3) 強度または対象において異常なほど，きわめて限定され執着する興味（例：一般的ではない対象への強い愛着または没頭，過度に限局したまたは固執した興味)』

知能レベルや年齢によって傾向が違うことに配慮する必要があります．また，ミニカーやゲームなど定型発達児でもしばしば好む活動が多いので，質の異常さや程度の過剰さを十分に評価すべきです．質の異常さとは，その年齢の子供が普通興味をもたないようなことへ強い興味を抱くことです．例えば3，4歳の子供が天気予報やニュース解説を楽しみにしているような状況です．程度の過剰さの判断は質の異常さよりも難しいことが多いです．特に，小学生でゲームに夢中になっていることは自閉スペクトラム症の診断のない子供でも珍しくありません．ところが，ゲームに熱中していることは多くの親にとっては好ましいことではないため印象に残りやすいらしく，診察室で異様に熱中しているものはないですかという質問に「ゲームばかりしています」という返事が返ってくることがよくあります．なかなか判断が難しいのですが，私は「同級生の親同士で話しているときに，うちの子供のゲームへの熱中は異常だと思いますか，それとも同年齢の子供ではよくある程度だと思いますか？」と質問することにしています．こう聞くと，他の子供と比べて突出しているとは思わないと返答されることが多いです．もちろん，ゲームに没頭することが日々の生活の明確な支障になっているかどうかも確認する必要があります．

　何かに強い興味を抱くことと裏表の関係にありますが，同年齢の子供の間で大いに流行していることにまったく興味を示さないことがよくあります．このことを確かめるためには年齢，性別ごとの流行物を把握しておくと有利になります．これを読んでいるあなたが小児科医なら，その辺りの知識は十分にあるかもしれませんね．子供が流行に疎いかどうかを把握できている親は多いです．ただ，多少トリッキーなこととしては，5，6歳の男児の親が「うちの子は戦隊ものや仮面ライダーに興味がないのですが，それは家で見せていないからです」と言うことがあります．私はこのような言い分を鵜呑みにはしません．流行物に興味をもつかどうかが家で見せるかどうかで決まるということはおそらくありません．平均的な子供なら家で見せてもらえなくても友達の影響を強く受けることが普通です．

　紐や棒をくるくる回し続けることや扇風機の羽を回し続けるといった単純な動きへの興味は知的発達症の強い例に多くみられます．単純な動きや音を出すことへの興味などは，この後に説明する感覚刺激への特殊な反応に入れるべき

かどうか迷うことが多いです.

　知的発達症のない子供では,幼児期には単純なものに熱中していたとしても年齢が上がるにつれてある程度知的な活動であることが多くなります.例えば,昆虫に熱中する場合に昆虫のフィギュアを集める一方で図鑑を繰り返し読み学名まで覚えるとか,時刻表を丹念に読み電車の形式名をすべて覚え一つの駅から別の駅へ行く方法を熟知する,というようなことです.「〇〇博士と呼びたくなるくらいにマニアックな知識をもっていることがありますか?」というような質問をすると良いと思います.

> 『(4) 感覚刺激に対する過敏さまたは鈍感さ,または環境の感覚的側面に対する並外れた興味（例:痛みや温度に無関心のように見える,特定の音または触感に逆の反応をする,対象を過度に嗅いだり触れたりする,光または動きを見ることに熱中する)』

　感覚刺激への特殊な反応は,痛みや暑さ寒さに鈍感である一方で妙に敏感であるなど,感覚の過敏性と鈍感さが混在していることが典型的です.また,感覚刺激のある側面に熱中することもありますし（例:キラキラ光るものを見つめ続ける）,ひどく不快に感じることもあります.

　一般的には不快刺激にはとられない音や,不快であっても程度が軽いと思われている音をひどく嫌うことがよくあります.運動会のピストルの音,赤ちゃんの泣き声,大勢の子供たちの歌声やざわめき,ドライヤーや掃除機の音,などが嫌な音としてよくあるものです.これらの音が聞こえると,両手で耳を塞ぐこともよくみられる行動です.

　ひどい偏食を示すことは多く,ときには親が受診することを決める一番の動機になります.なんでも口に入れたり臭いをかいだりする子供や,周りの大人が驚くほどに臭いに敏感でかすかな臭いを正確に嗅ぎ分ける子供もいます.

　視覚に関連した症状としては横目使いが多い,特定のもの（例:水の流れ,クルクル回るもの,キラキラ光るもの）を見かけるといつもじっと見つめてしまう,不思議なくらいに眩しがりやすい,といった様子が観察されることがよくあります.

触覚に関連しては，特定の手触りや肌触りにこだわり繰り返し触る，特定の手触りや肌触りを嫌い触れない，体の特定の部位あるいは体中どこでも人から触られることをひどく嫌がる，などの症状がしばしばみられます．衣服の材質や裾や袖の長さにこだわることや，衣服が水に濡れることを嫌がることなどもしばしばみられます．髪の毛や爪を切られることをとても嫌がる子供も多いのですが，これは触覚過敏と考えられるのかハサミや爪切りに恐怖を感じているのかよくわからない例も多いです．

　以上のように，さまざまな感覚刺激に対して特殊な反応がみられることがあります．視覚，聴覚，味覚，触覚，温痛覚それぞれにおいて過敏性や鈍感さ，あるいは偏った興味がないかを一通り確認しておく必要があります．感覚刺激に対する特殊な反応の有無を直接聞き取ることとは別に，日常生活で認められる問題行動を感覚過敏で説明できないかを考えてみることも重要です．例えば音楽の時間に教室から出てしまう子供の場合，合唱や合奏の音が耐えられない可能性があります．

③　補足事項

　診断基準には明記されていないけれども病歴聴取に際して聞き取っておくと良いことを説明します．まず，何らかの能力が障害されているという観点だけではなく，優れている面にも注目すると良いと思います．実際の言語能力がまだ低い幼児期にすでに（意味を解さないままに）文字が読める（hyperlexia），一度訪れた場所の道順をよく覚えている，ずいぶん以前にあったことを鮮明に思い出せる，パズルをすばやく解ける，などはよく観察されることです．一般的には，単純なことを丸暗記すること（機械的記憶）が知能レベルに比して優れていることが多いです．これらのことは「優れている」といっても，多くの場合は人並外れてということではありません．その子供の中では目立つくらいに優れているという程度です．日付を計算する驚異的な能力や，人並みはずれた精密な絵画能力などを有することも確かにありますが，映画やテレビ番組で強調されるほどには多くありません．

　記憶力の強い子供は結構多いです．ずいぶん以前のことを詳細に覚えていたり，一度通っただけの道を覚えていたりします．ただ，過去の出来事を時系列

の順に整理することがうまくできず，ずいぶん前のことをつい最近のことのように話したりすることがあります．過去のとても嫌な経験が突然に，まるで現在生じていることのように具体的に頭に浮かび，狼狽えて泣き叫んだりひどく怒ったりすることがあります．フラッシュバックとかタイムスリップと表現される現象で，本人にとっては暮らしづらさの大きな要因になることがあります．

　自閉スペクトラム症児については視覚的支援が強調されがちです．たしかに，知的能力に関係なく，人の話し言葉による説明よりは絵や図など視覚的に示されたもののほうが理解しやすいことが多いです．しかし，得意不得意のパターンは個人個人でかなり違いがあることも意識しておくべきです．すべての自閉スペクトラム症児が言語的情報処理よりも視覚的情報処理のほうが優れているわけではありません．

　入眠障害や中途覚醒など，睡眠の障害を伴っていることは自閉スペクトラム症児では珍しくありません．程度がひどいときには本人のみならず，家族のQOLを大きく損なっていることもよくあります．病歴聴取の際には睡眠の状態を確認しておくと良いと思います．

　思い通りにいかないときや嫌なことがあったときに，激しいかんしゃくやパニックに陥る子供が多いです．かなり激しいかんしゃくを起こしても，いったん収まるとケロッとしていることがよくあります．逆に，ぐずぐずと長時間尾を引くこともあります．自傷行為もよく認められます．幼児でよくみられるのは頭を床や壁にぶつける，頭を叩く，自分の手の甲や腕を噛む，皮膚をかきむしる，といったことです．かんしゃくや自傷行為は一般的には2，3歳前後以降に目立つことが多いです．

　場違いなところで，あるいは理由もなく突然笑いだしたり泣きだしたりすることがあります．また，通常怖がられることのないようなものをひどく恐れることがあります．掃除機の音を恐れるような聴覚過敏に基づく場合が多いですが，特定の人，場所，アニメの1シーンなど奇妙な対象を怖がることがあります．その一方で，高い塀の上やすぐそばをトラックが走り抜けるなど，通常ならば怖がることが平気な場合も多いです．

　通常，かなり高頻度に体の使い方の拙さが認められます．手先が不器用で，運動も下手です．そのわりに，妙に素早く巧みに行動できることがあります．

例えば，高い塀の上を歩いたりタンスの上に素早く登ったりします．積み木やブロックなどを独楽のように器用に回してみせる子もいます．

　自閉スペクトラム症を診断するだけではなく，共存症の存在も意識しておく必要があります．自閉スペクトラム症に共存する主な障害としては，次のようなものを念頭に置く必要があります．高頻度にみられるものとしては，知的発達症，注意欠如多動症，言語症，発達性協調運動症などがあります．就学前後くらいからは多数派ではありませんが分離不安症や反抗挑発症の有無を確認する必要があります．小学校中高学年以上では強迫症，不安症群，抑うつ症群などの可能性も念頭に置くほうが良いでしょう．多数派ではありませんが，素行症が共存する可能性を検討することも必要です．

Ⓓ 注意欠如多動症を診断する

　DSM-5-TRの注意欠如多動症診断基準を**表3**に示します．DSM-5-TR診断基準の具体的症状項目はDSM-IVとほぼ同じです．DSM-IVとの相違点は，不注意と多動―衝動性があると判断するために必要な症状項目数が，17歳以上では5つ以上（小児では6つ以上）と規定されたことと，DSM-IVでは7歳以前とされていた発症年齢が12歳になる前に変更されていることです．

　DSM-5-TR診断基準では基本的症状は基準Aにまとめられています．二つの基本的症状があり，基準Aの（1）は不注意，（2）は多動―衝動性です．基準Bではいくつかの症状が12歳になる前から存在することを条件とし，基準Cでは症状が複数の状況で確認できることを条件としています．12歳で区切っていますが，実際には幼児期早期からよく動く，じっとしていない，落ち着きがないというような印象をもたれていることが多いです．

　P.57（2章―2　発達障害診断の実際）でも述べたように，注意欠如多動症の基本症状である不注意や多動―衝動性はかなり多くの疾患で認められる症状です．注意欠如多動症の診断基準に合えばとりあえず診断しても良いと思いますが，他の疾患に伴う症状ではないかということを十分に意識しながら病歴聴取を行う必要があります．この観点で，基準Bと基準Cは重要です．

　まず，発症年齢ですが，実際には注意欠如多動症の発症時期を特定すること

表3　注意欠如多動症　Attention-Deficit/Hyperactivity Disorder

A. (1) および / または (2) によって特徴づけられる，不注意および / または多動―衝動性の持続的な洋式で，機能または発達の妨げとなっているもの：

(1) **不注意**：以下の症状のうち6つ (またはそれ以上) が少なくとも6カ月持続したことがあり，その程度は発達の水準に不相応で，社会的および学業的 / 職業的活動に直接，悪影響を及ぼすほどである：
注：それらの症状は，単なる反抗的行動，挑戦，敵意の表れではなく，課題や指示を理解できないことでもない．青年期後期および成人 (17歳以上) では，少なくとも5つ以上の症状が必要である．

(a) 学業，仕事，または他の活動中に，しばしば綿密に注意することができない，または不注意な間違いをする (例：細部を見過ごしたり，見逃してしまう，作業が不正確である)．

(b) 課題または遊びの活動中に，しばしば注意を持続することが困難である (例：講義，会話，または長時間の読書に集中し続けることが難しい)．

(c) 直接話しかけられたときに，しばしば聞いていないように見える (例：明らかな注意を逸らすものがない状況でさえ，心がどこか他所にあるように見える)．

(d) しばしば指示に従えず，学業，用事，職場での義務をやり遂げることができない (例：課題を始めるがすぐに集中できなくなる，また容易に脱線する)．

(e) 課題や活動を順序立てることがしばしば困難である (例：一連の課題を遂行することが難しい，資料や持ち物を整理しておくことが難しい，作業が乱雑でまとまりがない，時間の管理が苦手，締め切りを守れない)．

(f) 精神的努力の持続を要する課題 (例：学業や宿題，青年期後期および成人では報告書の作成，書類に漏れなく記入すること，長い文書を見直すこと) に従事することをしばしば避ける，嫌う，またはいやいや行う．

(g) 課題や活動に必要なもの (例：学校教材，鉛筆，本，道具，財布，鍵，書類，眼鏡，携帯電話) をしばしばなくしてしまう．

(h) しばしば外的な刺激 (青年期後期および成人では無関係な考えも含まれる) によってすぐ気が散ってしまう．

(i) しばしば日々の活動 (例：用事を足すこと，お使いをすること，青年期後期および成人では，電話を折り返しかけること，お金の支払い，会合の約束を守ること) で忘れっぽい．

(2) **多動―衝動性**：以下の症状のうち6つ (またはそれ以上) が少なくとも6カ月持続したことがあり，その程度は発達の水準に不相応で，社会的および学業的 / 職業的活動に直接，悪影響を及ぼすほどである：
注：それらの症状は，単なる反抗的態度，挑戦，敵意などの表れではなく，課題や指示を理解できないことでもない．青年期後期および成人 (17歳以上) では，少なくとも5つ以上の症状が必要である．

(a) しばしば手足をそわそわ動かしたりとんとん叩いたりする，またはいすの上でもじもじする．

(続く)

表3　注意欠如多動症　Attention-Deficit/Hyperactivity Disorder（続き）

(b)	席についていることが求められる場面でしばしば席を離れる（例：教室，職場，他の作業場所で，またはそこにとどまることを要求される他の場面で，自分の場所を離れる）．
(c)	不適切な状況でしばしば走り回ったり高い所へ登ったりする（注：青年または成人では，落ち着かない感じのみに限られるかもしれない）．
(d)	静かに遊んだり余暇活動につくことがしばしばできない．
(e)	しばしば"じっとしていない"，またはまるで"エンジンで動かされているように"行動する（例：レストランや会議に長時間とどまることができないかまたは不快に感じる；他の人達には，落ち着かないとか，一緒にいることが困難と感じられるかもしれない）．
(f)	しばしばしゃべりすぎる．
(g)	しばしば質問が終わる前に出し抜いて答え始めてしまう（例：他の人達の言葉の続きを言ってしまう；会話で自分の番を待つことができない）．
(h)	しばしば自分の順番を待つことが困難である（例：列に並んでいるとき）．
(i)	しばしば他人を妨害し，邪魔する（例：会話，ゲーム，または活動に干渉する；相手に聞かずにまたは許可を得ずに他人の物を使い始めるかもしれない；青年または成人では，他人のしていることに口出ししたり，横取りすることがあるかもしれない）．

B. 不注意または多動─衝動性の症状のうちいくつもが12歳になる前から存在していた．

C. 不注意または多動─衝動性の症状のうちいくつもが2つ以上の状況（例：家庭，学校，職場；友人や親戚といる時；他の活動中）において存在する．

D. これらの症状が，社会的，学業的，または職業的機能を損なわせているまたはその質を低下させているという明確な証拠がある．

E. その症状は，統合失調症，または他の精神症の経過中にのみ起こるものではなく，他の精神疾患（例：気分障害，不安症，解離症，パーソナリティ症，物質中毒または離脱）ではうまく説明されない．

▶いずれかを特定せよ
F90.2 不注意・多動─衝動性が共にみられる状態像：過去6カ月間，基準A1（不注意）と基準A2（多動─衝動性）をともに満たしている場合
F90.0 不注意が優勢にみられる状態像：過去6カ月間，基準A1（不注意）を満たすが基準A2（多動─衝動性）を満たさない場合
F90.1 多動─衝動性が優勢にみられる状態像：過去6カ月間，基準A2（多動─衝動性）を満たすが基準A1（不注意）を満たさない場合

（American Psychiatric Association（原著）：DSM-5-TR 精神疾患の診断・統計マニュアル　第5版. 日本精神神経学会（監修，著），高橋三郎，大野　裕（監訳），染矢俊幸，神庭重信，尾崎紀夫，三村　將，村井俊哉，中尾智博（訳）：66-67，医学書院，2023より，一部略）

は難しいです．いつ症状が出現したか，という本来の「発症年齢」ではなく，実際には症状が家族や周囲の人にとって気にされ始めた時期が発症年齢になりがちです．発症が不明瞭であることこそが注意欠如多動症の本来の特徴ともいえます．むしろ，発症時期が明確，言い換えればそれまではなかった行動特徴が急激に出現し悪化したという病歴があれば，それは何らかの器質的原因疾患がある可能性を示しています．例えば，脳の変性疾患やてんかんなどです．また，家庭環境の大きな変化やいじめなど環境因の存在も考える必要があります．

基準Cに関連して，どこで症状が目立つかということは環境因を考えるうえで重要です．不注意さや多動―衝動性は周囲からの刺激に影響されやすいため，刺激の多い環境かどうかによって変化することは珍しくありません．ただ，場所や状況間で極端に差がみられるときは注意欠如多動症よりも環境因によって誘発された現象の可能性が高くなります．例えば，学校でのみ症状が認められるなら，学業についていけていないとか，教師の不適切な接し方とか，いじめというような問題がないか検討が必要です．また，家庭のみで顕著であれば，虐待，家庭内不和，親の過度の期待などの問題があるかもしれません．

基準Dでは注意欠如多動症の症状があることが日常生活の支障になっているという条件を示しています．自閉スペクトラム症でも記載したように，その子供の問題の多くが注意欠如多動症を前提とすることで説明できるか，という視点が必要です．基準Eには他の精神疾患との鑑別が記されています．DSM-IVでは自閉性障害を含む広汎性発達障害と注意欠陥／多動性障害（現在の注意欠如多動症）を同時に診断することは認められておらず，両者の基準を満たすときは広汎性発達障害のいずれかの病型として診断することになっていました．DSM-5からこの縛りがなくなったのですが，そうすると自閉スペクトラム症と注意欠如多動症の併存例は非常に多いことがわかってきました．

次に，基準Aに沿った症状の評価を解説します．『』はDSM-5-TRからの引用です．自閉スペクトラム症診断基準の症状項目に比べると，注意欠如多動症診断基準の記述はわかりやすいと思います．（1）と（2）それぞれに9項目ずつの行動が記載されています．これらはお互いに関連性がありますので，実際に子供に認められる行動がどの項目に該当すると考えるべきか迷うことが結構あります．ところが，親は非常に共通要素の高い項目の一方を当てはまると言

い，もう一方をまったく当てはまらないと考えていることもあります．あまり細かく悩まずに，総合的に判断するのが良いと思います．

① 基準A（1）

基準A（1）は不注意症状に関する項目です．

> 『(a) 学業，仕事，または他の活動中に，しばしば綿密に注意することができない，または不注意な間違いをする（例：細部を見過ごしたり，見逃してしまう，作業が不正確である）.』

能力的には問題なく落ち着いてすればできることを間違えたり失敗したりします．必要な手順を抜かすようなことも含まれます．作業や活動を焦ってすることが多く仕事が乱雑です．周りを見ていないために失敗することも多いです．具体的には，食べこぼしが多かったり体の一部がコップやその他のものにあたりひっくり返したりすることが多いです．ゆっくりと書けば綺麗な字を書く人でもひどく乱雑な文字を書きます．漢字を繰り返し書かせるような宿題では最初の字よりも最後に書いた字の方が乱雑で汚かったりします．人や物にぶつかることがよくあります．

> 『(b) 課題または遊びの活動中に，しばしば注意を持続することが困難である（例：講義，会話，または長時間の読書に集中し続けることが難しい）.』

一つの活動にまとまった時間取り組むことが難しい状態です．そのため，一度始めた活動をすぐにやめてしまいます．遊びでさえまとまった時間続けられないので次々と目先が変わり転々とします．ただし，注意欠如多動症の子供たちは自分の好きな活動には過集中気味になることもありますので，すべての子供で遊びが転々とするわけではありません．こういう場合，明らかに不注意が強い子供でも保護者は集中力が高いと表現することがあります．さまざまな活動に分けて聞き取ることが必要です．当然のことながら，さほど好きではない

活動では集中ができず，活動の途中でぼうっとしていることが多いです．

『(c) 直接話しかけられたときに，しばしば聞いていないように見える（例：明らかな注意を逸らすものがない状況でさえ，心がどこか他所にあるように見える）.』

これは直接話しかけられたことに注意を向けられず，聞いていなかったり理解できていなかったりする状態を指しています．指示されたことをわかったうえで従わない場合は該当しません．具体的には，話しかけてもこちらの目を見たりうなずいたりしません．言われた直後に言われたことを覚えていないことが多いです．あるいは，指示されたことを復唱できません．こちらの話に注意を引くためにはかなりの努力が必要です．また，指示を何度も繰り返さなければいけないことがよくあります．

『(d) しばしば指示に従えず，学業，用事，職場での義務をやり遂げることができない（例：課題を始めるがすぐに集中できなくなる，また容易に脱線する）.』

一つの活動の途中で別のことを始めてしまい，物事をやり遂げられません．例えば，着替えの最中に立ち止まってテレビを見ている，片付けの最中に落ちていた図鑑をめくり始める，というようなことです．しばしば横について細かく促さないと，必要な課題を完成させられません．「指示に従えず」という表現から反抗的な態度や切り替えの悪さを思い浮かべるかもしれませんが，そうではありません．ここで意味することは一気にやり遂げられないことです．

『(e) 課題や活動を順序立てることがしばしば困難である（例：一連の課題を遂行することが難しい，資料や持ち物を整理しておくことが難しい，作業が乱雑でまとまりがない，時間の管理が苦手，締め切りを守れない）.』

段取りや要領が悪いことを示しています．あらかじめ必要なものをそろえる

などの計画的な作業の遂行ができません. そのため, 二度手間三度手間な動き方をしたり, よく考えないままに目についたものを手に取ったりします. 少し複雑な作業ではどこから手をつけて良いのかわからなくなり途方に暮れます. これらの特徴から, 掃除や片づけがうまくできず, いつも散らかっています. 学校でも, 机の下には物が落ちていることがよくあります.

『(f) 精神的努力の持続を要する課題 (例：学業や宿題, 青年期後期および成人では報告書の作成, 書類に漏れなく記入すること, 長い文書を見直すこと) に従事することをしばしば避ける, 嫌う, またはいやいや行う.』

面倒な課題になかなか取り組まないばかりか, しばしば逃げようとします. 例えば, 宿題をするように何度も促してもその都度理由を付けて後回しにしようとします. 強く促されると, ぶつぶつ不平を言い続けたり怒ったりします. その結果, 親は子供に宿題, 課題, あるいはお手伝いをさせることに非常に困難を感じ, 疲れます.

『(g) 課題や活動に必要なもの (例：学校教材, 鉛筆, 本, 道具, 財布, 鍵, 書類, 眼鏡, 携帯電話) をしばしばなくしてしまう.』

鉛筆や消しゴムなど, 日常の活動に必要なものを見つけられなくなります. お気に入りのおもちゃでさえどこにいったかわからなくなります. 本格的になくしていることも多いのですが, 多くの場合は自分が使ったあとどこに置いたかわからなくなっている状態であり, 周りの人が探すとすぐに見つかることもあります.「あれがない」,「これどこ行ったか知らない？」, などと人に聞くことがよくあります. 出かけるときはいつも鍵がどこにあるかわからなくてちょっとした騒ぎになります.

『(h) しばしば外的な刺激 (青年期後期および成人では無関係な考えも含まれる) によってすぐ気が散ってしまう.』

現在従事している活動とは無関係な刺激に反応しやすい状態です．無関係の音や声に注意をそらされ，その都度現在している作業が止まります．作業の途中でも，気になったものを見に行かずにはいられないことがよくあります．教師や親が大事なことを話していてもさまざまな刺激に注意をとられます．キョロキョロと絶えず視線が動いています．自分の考えに気が散ることもよくあります．大事な話を聞いている最中に楽しみな計画のことを思い出し，そのことに気持ちが集中してしまうことがあります．

> 『(i) しばしば日々の活動（例：用事を足すこと，お使いをすること，青年期後期および成人では，電話を折り返しかけること，お金の支払い，会合の約束を守ること）で忘れっぽい．』

人と約束したことをすぐに忘れます．宿題や弁当をカバンに入れることを忘れます．カバンを持たずに出かけることもあります．学校で配布されたプリントを持って帰るのを忘れますし，親に伝えないといけないことがあっても親から聞かれるまで忘れていることがあります．毎日のお決まりの活動も（歯磨きなど），促さないと忘れています．

② 基準A（2）

基準Aの（2）には多動―衝動性に相当する行動特徴が記述されています．この特徴は診察室で一目見ればすぐにわかることが多いのですが，初めての場所や緊張しているときには目立たないこともあります．その場合，十分に時間をかけて変化をみないと多動や衝動性に気づきません．待合室の様子をそっと見ることも役に立ちます．知能検査などの負荷がかかっているときに顕著にみられるようになることも多いです．

> 『(a) しばしば手足をそわそわ動かしたりとんとん叩いたりする，またはいすの上でもじもじする．』

椅子に座っているときに上体を揺らしていたり足をブラブラさせたりしま

す．椅子の上でしばしば姿勢を変えます．姿勢が崩れやすい子が多く，ともすれば椅子からずり落ちそうになります．机の上の小物（消しゴムなど）を常にいじっています．診察室では隣にいる親の体や衣服をいじっていたり，抱きついたりします．

> 『(b) 席についていることが求められる場面でしばしば席を離れる（例：教室，職場，他の作業場所で，またはそこにとどまることを要求される他の場面で，自分の場所を離れる）．』

これは体の移動を伴う動きです．幼稚園の紙芝居の時間にウロウロと部屋の中を歩き回ります．授業中やレストランでの食事中に席を立ったり，歩き回ったりします．その場を離れるとき，多動症状があるからなのか，それともその状況で強いストレスを感じているためなのかを検討する必要があります．もちろん，両方の場合もあります．

> 『(c) 不適切な状況でしばしば走り回ったり高い所へ登ったりする（注：青年または成人では，落ち着かない感じのみに限られるかもしれない）．』

少し広い場所，特に刺激の多い場所で妙に走り回ります．スーパーの中や病院の待合室で走り回るため，周囲の人の迷惑になります．高いところが好きな子が多く，フェンスや家のタンスによじ登ります．高いところから飛び降りることもよくあります．

> 『(d) 静かに遊んだり余暇活動につくことがしばしばできない．』

遊んでいるときに大きな声で話したり，叫んだり，金切り声を上げたりします．大きな音が出るおもちゃや物で遊ぶことを好みます．積み上げた積み木をひっくり返すことが好きな子もいます．いつも賑やかなので，どこにいるかがすぐにわかります．

> 『(e) しばしば"じっとしていない"，またはまるで"エンジンで動かされているように"行動する（例：レストランや会議に長時間とどまることができないかまたは不快に感じる；他の人達には，落ち着かないとか，一緒にいることが困難と感じられるかもしれない）.』

これは常に何か活動せずにはいられない状況を示しています．じっとしているべきときでも何か必要のないことをしていたり歩き回っていたりしますし，絶えず忙しなく動いています．一つの活動が終わるとただちに別の活動を始めます．ぼんやりしたり一休みしたりすることがほとんどなく，間が空きません．

> 『(f) しばしばしゃべりすぎる.』

次から次へと喋り続け，聞いているほうはうんざりするくらいです．その一方で，あまり相手の話にはしっかりと耳を傾けません．次に記載する (g) の特徴と相まって，人の話を遮って喋りがちです．一般的に多動―衝動性は小学校高学年から中学生頃に目立たなくなるとされていますが，その中ではこの喋りすぎるという特徴は大人になるまで残りやすい特徴であるように私は感じています．

> 『(g) しばしば質問が終わる前に出し抜いて答え始めてしまう（例：他の人達の言葉の続きを言ってしまう；会話で自分の番を待つことができない）.』

とにかく待つことが難しく，人の話を最後まで聞くことができずに喋ってしまいます．人が話そうとしたことを先取りして話してしまうこともあります．会話の最中に，相手が喋っているのに言いたいことを話し始めることは親が気づきやすい具体例です．診察時には指示を最後まで聞かずに行動を開始してしまう様子や，何か気になるものを見た瞬間にそれを触ったり手に取ったりする様子がよく観察されます．

> 『(h) しばしば自分の順番を待つことが困難である（例：列に並んでいるとき）.』

　順番を待てず，追い越してしまいます．また，順番を待つことに我慢できず別の場所へ逃げてしまうこともあります．この特徴はあくまで衝動的な振る舞い方の一つであり，自閉スペクトラム症や注意欠如多動症でもしばしばみられる一番への強いこだわりによるものではありません．ただ，実際にはその区別が難しいこともあります．

> 『(i) しばしば他人を妨害し，邪魔する（例：会話，ゲーム，または活動に干渉する；相手に聞かずにまたは許可を得ずに他人の物を使い始めるかもしれない；青年または成人では，他人のしていることに口出ししたり，横取りすることがあるかもしれない）.』

　人が何か活動し始めると，それにつられる現象です．親や教師が仕事をしているときに限って首を突っ込み関係のない要求をします．例えば，電話の応対をしているときを狙ったかのように喉が渇いたのでジュースが飲みたいと言ってきます．他の人同士が会話をしているときに限って別の話題で強引に割り込みます．他の子供が使いだした途端，それまで見向きもしなかったおもちゃやゲームを自分も使おうとします．当然，干渉される側としては邪魔をされた印象をもちます．

③ 補足事項

　広く意見が一致しているわけではありませんが，不注意優勢に存在する注意欠如多動症には2種類あるということが指摘されてきました．一方は実際には混合型に近いのですが，多動─衝動性の症候が閾値に達しなかった患者たちです．もう一方は多動性や衝動性の要素はほとんどなく純粋不注意型ともいえます．純粋不注意型から発展して，まったく同じものではないのですが，Sluggish Cognitive Tempo という概念が提唱されるようになりました．Sluggish Cognitive Tempo の特徴は，日常的に物事を忘れやすく，白昼夢や自分の考え

に浸ることが多いことです．また，不活発で眠たげです．忘れ物が多いことは注意欠如多動症の現行の診断基準に含まれていますが，白昼夢に浸ることや不活発であることは診断基準には含まれていません．病歴聴取の際，この点に関しても確認しておく必要があります．なお，最近ではこのようなSluggish Cognitive Tempoの要素は，注意欠如多動症の不注意症状とも独立した因子とする考え方が強くなっているようです．Sluggish Cognitive Tempoは不安や抑うつとの関連性が強いという可能性が指摘されています[*3].

　自閉傾向が軽度で比較的知能の高い自閉スペクトラム症の患者では，注意欠如多動症との鑑別が難しいことがとても多いです．DSM-5-TR/DSM-5ではDSM-IVと異なり，自閉スペクトラム症と注意欠如多動症を同時に診断することが認められています．自閉スペクトラム症と注意欠如多動症のいずれか一方を疑った場合でも，自閉スペクトラム症と注意欠如多動症の両面からの評価が必要です．

⭐E 攻撃性，特に反抗挑発症について

　ここからは，かんしゃくや暴力などの攻撃性について考えてみます．発達障害の診療を行っていると，主な受診理由が攻撃的行動ということがしばしばあります．攻撃的行動は周囲の人への影響が大きいため，周りの人々から強く非難されがちです．その結果として子供自身が追い詰められ，ますます攻撃性が増強するという悪循環に陥りやすいです．発達障害児を支援するうえで，攻撃的行動を評価し対応を考えることは避けては通れません．

① 攻撃性の類型

　攻撃性を類型化する努力はかなり昔からありました．多くの研究者によって

[*3]：“Sluggish Cognitive Tempo”をキーワードにPubMedなどで検索するといろいろ論文が出ています．ただ，はっきりと診断概念として確立していないこともあり，書籍で紹介されることは少ないようです．参考までに日本語の関連文献を一つ紹介します．
　・砂田安秀，甲田宗良，伊藤義徳，他：ADHD併存症状であるSluggish Cognitive Tempoの成人版尺度の開発――抑うつとの弁別を目的として．パーソナリティ研究，26（3）：253-262，2018.

いろいろな観点から類型化されているのですが，これまでの研究者の提案を俯瞰してみれば攻撃性は大まかに二つの種類に分けられるといわれています[*4]．一つは，衝動的で敵意に満ち感情的な攻撃性（impulsive-hostile-affective aggression）です．これは，その場その場で受けた刺激に対する単純な反応として生じる攻撃行動です．もう一つは，制御された利益を得るための手段としての攻撃性（controlled-instrumental-predatory aggression）です．これは感情的な側面は弱く，むしろ理性的，計画的に行われる攻撃行動で，実利を得るという明確な目的を有します．一般的に前者の衝動的感情的攻撃性が主体である場合，仲間関係を築くことに失敗する率が高く，不安や抑うつをきたす可能性が高いといわれています．一方，後者の制御された攻撃性が主体である場合は必ずしも社会的能力は低くなく，仲間関係を築くことの失敗は少ないとされています．また，薬物療法は制御された攻撃性よりも衝動的感情的攻撃性に対してより有用性が高いことが推定されています．このようなことから，病歴聴取に際してもこの二つの観点を念頭に置いて区別する必要があります．なお，幼児期や学童期の発達障害児に認められる攻撃的行動は，限られた例外を除き前者の衝動的感情的攻撃性が中心だと思います．

② 攻撃性が基本的要素である精神疾患

攻撃性が基本的特徴であるDSM-5-TRに記載された診断名としては，素行症，反抗挑発症，間欠爆発症，反社会性パーソナリティ症，重篤気分調節症などがあります．このうち，反抗挑発症と重篤気分調節症および間欠爆発症でみられる攻撃的行動はほとんど衝動的感情的攻撃性です．素行症や反社会性パーソナリティ症では制御された攻撃性と衝動的感情的攻撃性の両者がみられます．以上の他に，抑うつ症群や双極症にも攻撃的な行動は伴いやすく，特に小児では抑うつ気分の自覚がなく攻撃性や多動が前面に出ることが多いですし，双極症において易怒的気分が前面に出ることは珍しくありません．これらの中で発達

[*4]：この辺りをまとめた日本語の書籍はあまり多くはないのですが，次のようなものがあります．
・齊藤万比古（総編集），本間博彰，小野善郎（責任編集）：子供の攻撃性と破壊的行動障害．中山書店，2009．

障害の併存症としてしばしば問題になるのは素行症と反抗挑発症です．特に，幼児期から学童期の子供を診療する機会の多い小児科医が意識すべきものは反抗挑発症です．**表4**に反抗挑発症の診断基準を示します．

③ 反抗挑発症診断基準：基準A

　書いてある通りと言えばそうなのですが，実際に臨床場面で診断するとなると結構わかりにくいところが多いです．まず，(1) でいうかんしゃくという言葉が何を意味するのかが問題になります．DSM-5-TRにはかんしゃくの定義は載っていません．かんしゃくなんて日常的な言葉でしょ，と思う方も多いと思います．ところが，保護者から「かんしゃくってどんなものですか？」と聞かれることがしばしばあります．私が診療している地域（広島県西部）の特性もあるのかもしれませんが，意外にかんしゃくという言葉はすべての人が当たり前に使っているわけではなさそうです．説明する必要上，私はかんしゃくを激しい怒りの感情の爆発的な表出で多少なりとも持続する（一瞬では終わらない）ものと定義しています．かんしゃくが生じている間はほとんど理性的に考えることができません．年齢が低いほど多くの子供がかんしゃくを起こしますので，年齢によって症状とみなすために必要なかんしゃくの頻度の目安が記されていることにも注意が必要です．

　(2) はこれ単独で読めばわかりやすいかなと私は思います．問題は (3) です．(1) の「かんしゃく」や (2) の「いらいらさせられやすいこと」と区別される「怒り，腹を立てる」とはどのようなものでしょうか．正直言って私には自信をもって説明することができません．不機嫌さというよりは明確な怒りの感情を示しながらも爆発的な表現にはならず意味のある会話も少しは可能な状態，くらいに考えるようにしています．

　(4) から (7) に関しては私自身もわかりやすいと思いますし，質問されたほとんどの保護者もあまり悩むことがないように思えます．このうち (4) から (6) は診察室でも観察できる症状として重要です．典型的な反抗挑発症の子供ではこれらの症状が診察中にも明確に認められることがよくあります．また，しっかりと会話に応じてくれる子供では，日常生活のエピソードについて話しているときに (7) の傾向を見て取れることがあります．

表4　反抗挑発症　Oppositional Defiant Disorder

A. 怒りっぽく／易怒的な気分，口論好き／挑発的な行動，または執念深さなどの情緒・行動上の様式が少なくとも6カ月間は持続し，以下のカテゴリーのいずれか少なくとも4症状以上が，同胞以外の少なくとも1人以上の人物とのやりとりにおいて示される.

怒りっぽく／易怒的な気分
(1)　しばしばかんしゃくを起こす.
(2)　しばしば神経過敏またはいらいらさせられやすい.
(3)　しばしば怒り，腹を立てる.

口論好き／挑発的行動
(4)　しばしば権威ある人物や，または児童や青年の場合では大人と，口論する.
(5)　しばしば権威ある人の要求，または規則に従うことに積極的に反抗または拒否する.
(6)　しばしば故意に人をいらだたせる.
(7)　しばしば自分の失敗，または不作法を他人のせいにする.

執念深さ
(8)　過去6カ月間に少なくとも2回，意地悪で執念深かったことがある.

注：正常範囲の行動を症状とみなされる行動と区別するためには，これらの行動の持続性と頻度が用いられるべきである. 5歳未満の児童については，他に特に記載がない場合は，ほとんど毎日，少なくとも6カ月間にわたって起こっている必要がある (基準A8). 5歳以上の児童では，他に特に記載がない場合，その行動は1週間に1回，少なくとも6カ月間にわたって起こっていなければならない (基準A8). このような頻度の基準は，症状を定義する最小限の頻度を示す指針となるが，一方，他の要因，例えばその人の発達水準，性別，文化の基準に照らして，行動が，その頻度と強度で範囲を超えているかどうかについても考慮するべきである.

B. その行動上の障害は，その人の身近な環境 (例：家族，同世代集団，仕事仲間) で本人や他者の苦痛と関連しているか，または社会的，学業的，職業的，または他の重要な領域における機能に否定的な影響を与えている.

C. その行動上の障害は，精神症，物質使用症，抑うつ症，または双極症の経過中にのみ起こるものではない. 同様に重篤気分調節症の基準は満たさない.

(American Psychiatric Association (原著)：DSM-5-TR 精神疾患の診断・統計マニュアル　第5版. 日本精神神経学会 (監修，著)，高橋三郎，大野　裕 (監訳)，染矢俊幸，神庭重信，尾崎紀夫，三村　將，村井俊哉，中尾智博 (訳)：506-507，医学書院，2023より，一部略)

（8）は極めて不明確な表現だと思います．家族が「意地悪で執念深い」と感じるかどうかが基準と考えれば良いのかもしれませんが，それはそれで不安になります．一つのことに対して何日にもわたり恨みを抱き，それを理由に攻撃的行動を繰り返す状態と考えれば良いのかもしれません.

　反抗挑発症の子供は自分のことを怒りっぽいとか挑発的などと考えていることは滅多にありません．個々のエピソードは周囲の理不尽な状況に対してとった自然な行動と考えていることが普通です．ただ，激しいかんしゃくを起こすことで明確な損失を繰り返すときは（例：先生に繰り返し激しく叱られる，大事な友達と疎遠になる），何とかしたいと本人が考えていることもあります．当然，年齢が高くなるほど自己洞察ができ，解決策を探していることが多くなります.

④ 注意欠如多動症と自閉スペクトラム症に関する補足

　近年，注意欠如多動症と攻撃性との関連が強調される傾向があります．DBD（disruptive behavior disorder）マーチという言葉さえ作られています．DBDマーチとは，注意欠如多動症が年齢とともに反抗挑発症を合併するようになり，素行症を経て将来的に反社会性パーソナリティ症に発展するという考え方です．しかし，ことはそう単純ではありません．少なくとも，攻撃性が注意欠如多動症固有の症状である衝動性を表しているとは考えないほうが良いと思います．DSM-5-TRで規定されている衝動性は以下の特徴があります.

　★ 常時認められる傾向.

　★ 大きなエネルギーを伴う行動ではなく些細な行動.

　★ 抑制の障害.

　★ 原則として短時間の行動.

　★ 必ずしも他者に対する怒りや敵意を伴わない.

　注意欠如多動症児に攻撃的行動を伴うことが多いことは間違いありませんが，注意欠如多動症の診断に必要な症候と攻撃的行動は分けて考えておく必要があります．また，攻撃性を伴わない純粋な注意欠如多動症患者では，将来の素行症や反社会性パーソナリティ症のリスクは高くないということもわかっています.

注意欠如多動症だけではなく，自閉スペクトラム症児にも頻回にかんしゃくを起こす子がよくいます．そのため，かんしゃくは自閉スペクトラム症や注意欠如多動症の一要素と思っている人も多いのですが，これは正しくありません．自閉スペクトラム症も注意欠如多動症もその基本的特徴に攻撃性は含まれません．もしもこれらの疾患に攻撃性が併存するときは，反抗挑発症などの診断に該当するかどうかに関係なく，不適切な環境に置かれたときに生じる，いわば二次障害と考えるべき状態だということを意識しましょう．

⑤ 社会的，環境的要因

反抗挑発症には遺伝の影響もありますが，それ以上に環境の影響が指摘されています．例えば，双胎を対象とした研究で，非行歴のある親の子供は非行に走る可能性が高くなりますが，非行歴のない親の養子として育てられたときには非行に走る割合は減少することがわかっています．診療に際して以下の点をできるだけ確認しておくと良いと思います．

- ★ 詳細な家族構成・家族歴の把握．特に，その中に攻撃的行動や反社会的行動が目立つ人がいるかどうか．
- ★ 保護者の養育スタイルが懲罰的か否か．
- ★ 虐待された既往の有無．
- ★ 居住地域の経済的特性や，犯罪の発生率．
- ★ 交友関係．付き合っている友達に非行傾向のある子供はいないか，いじめられたり孤立したりしていないか．

⑥ 攻撃的行動の生じた状況

先述しましたように，発達障害児に認められる攻撃的行動の多くは衝動的感情的攻撃性です．特に，幼児期や学童期の子供ではそうです．環境からの何らかの刺激に反応して行動に移していることがほとんどです．したがって，攻撃的行動の直接的原因あるいはきっかけは，その行動が生じた環境の中にあります．これを明らかにすることで，その後の攻撃的行動を防ぐことができる可能性があります．攻撃性が問題になる子供の診療では，一つ一つの攻撃的行動が生じたその場の状況を具体的に聞き取ると対処のヒントが掴めるかもしれませ

ん．問題となる行動が生じたときの直前の状況（いつ，どこで，周囲に誰がいて，何をしているときに，きっかけらしきものはあったか），問題となる行動そのものの推移，その行動が起こってから周囲に起きた変化などをできるだけ具体的に聞き取ると良いでしょう．このことに関しては，p.140（3章—3　付け焼き刃の応用行動分析）を参考にしてください．

文 献

1) ジョージ・J.デュポール，トーマス・J.パワー，アーサー・D.アナストポウロス：診断・対応のためのADHD評価スケール ADHD-RS【DSM準拠】．市川宏伸，田中康雄（監修），坂本律（訳），明石書店，2008.
2) American Psychiatric Association（原著）：DSM-5-TR 精神疾患の診断・統計マニュアル 第5版．日本精神神経学会（監修・著），髙橋三郎，大野　裕（監訳），染矢俊幸，神庭重信，尾崎紀夫，他（訳），医学書院，2023.
3) World Health Organization：ICD-10 精神および行動の障害　新訂版．DCR研究用診断基準．中根允文，岡崎祐士，藤原妙子，他（訳），医学書院，2008.
4) World Health Organization：ICD-11 for Mortality and Morbidity Statistics. 2023. <https://icd.who.int/browse/2024-01/mms>（2024年6月アクセス）
5) 船曳康子：ASEBAの発行について．<https://www.kiswec.com/inspection_03/#>（2024年6月アクセス）
6) Conners CK：Conners 3® 日本語版［DSM-5対応］．田中康雄（訳・構成），金子書房，2017.
7) Constantino JN, Gruber PG：SRS-2対人応答性尺度．神尾陽子（日本語版作成），日本文化科学社，2017.
8) Couteur AL, Lord C, Rutter M, et al.：ADI-R日本語版．ADI-R日本語版研究会（監訳），土屋賢治，黒田美保，稲田尚子（マニュアル監修），金子書房，2013.
9) 一般社団法人 発達障害支援のための評価研究会：PARS®-TR 親面接式自閉スペクトラム症評定尺度 テキスト改訂版．金子書房，2018.
10) Lord C, Rutter M, DiLavore PC, et al.：ADOS-2 日本語版．黒田美保，稲田尚子（監修・監訳），金子書房，2015.
11) Wechsler D：WISC™-IV知能検査．日本版WISC-IV刊行委員会，日本文化科学社，2010.
12) ローナ・ウィング：自閉症スペクトル．親と専門家のためのガイドブック．久保紘章，佐々木正美，清水康夫（監訳），東京書籍，1998.

コラム　発達性読字障害の1事例

　発達性読字障害（ディスレクシア）の1事例について書いてみます．といっても私のことですが．

　子供時代を振り返るといろいろ思い当たることがあります．私は小学生の頃から人の言葉を聞き間違えることが大変多かったです．また，相手の言うことがはっきり聞き取れないため，「え？」と聞き返すことがよくあります．通常の聴力検査ではいつもまったく問題はなく，今から思えばどうも音節や音素の聞き間違いが多かったのではないかと思います．発達性読字障害の基盤として，音韻認識の障害は国際的に重視されています．さらに，私は雑音がある場所で人の言葉を聞き取ることが大変苦手です．騒がしくても音楽の旋律を追いかけることや，小さな音が何の音か判断することには苦労しませんでした．しかし，人が話す言葉の聞き取りは騒音があると著しく悪化します．これも読字障害患者によくみられる特徴です．

　話は逸れますが，この聞き返すという行為に対して世の人は結構冷たい．聞き返されると怒りだす人さえいます．最近では「よく聞こえなかったのでもう一度言ってください」となるべく丁寧に言うようにしていますが，それでも黙り込んだり露骨に嫌そうな顔をしたりする人は結構多いように感じます．難聴がある人たちは毎日苦労しているだろうなとよく思います．

　読字障害に話を戻しますが，子供の頃に読書が苦手だと思ったことはありませんでした．むしろ本を読むことは好きでした．ただ，長文を読むときに段落ごとに初めに戻って何度か読み返すということがよくありました．大人になってから私は文字を読む速度が人より遅いことに気がつきました．多くの人は私よりも速く読めるということに気がついたのです．道路の標識，チラシの文章，日常目に触れるさまざまな文章を見たとき，私はしばらく見つめていないと内容が飲み込めません．ところが多くの人はさっと見ただけで内容を把握しているらしいのです．発達性読字障害の最も基本的で，うまく適応できた大人の患者にさえも見いだされる特徴は読

みが遅いことです．

　書字も苦手です．仕事を始めてからはパソコンの使用で拍車がかかっていますが，漢字を正確に書くことができません．子供の頃から繰り返し使用してすっかり定着したと思われる漢字でさえ，ともすれば線が長すぎたり短すぎたり，点が無かったり多すぎたり，そもそも形が思い浮かばなくなったりということは日常茶飯事です．

　ディスレクシア患者はワーキングメモリー能力の低さも指摘されることが多いです．私は小学校の頃から授業中に先生の話を聞くのが苦手でした．集中力の無さもあったのですが，集中して聞いていても長い話を追いかけ続けることが難しかったのです．いつしか授業中は先生の話を聞くよりも勝手に教科書を読むことが中心になり，たまに聞き取れて印象に残ったことを教科書に書き込んでいました．当然，ノートを取ることも苦手です．医者になってからは学会に参加することが多いですが，これも口演を聴いてもついていけず，ぼんやりスライドを眺めていることが多いのです．

　周辺的なこととして，英語が大変苦手です．単語の綴りは発音とは無関係に個別に覚えないといけませんし，レコードがすり切れるほど繰り返し聞いた洋楽の歌詞がほとんど聞き取れません．発達性読字障害患者は母語以外の言語を習得することが一般的に難しいとされています．また，読字能力と直接的な関係はありませんが，多くの発達性読字障害患者に共通して，私は注意欠如多動症でもあります．丁寧な作業ができませんし，同じ作業を繰り返すのは大嫌いですし，書字は雑だし，待つことが苦手でエレベータをじっと待つくらいなら階段を上ってしまいます．

　このように多くの特徴があることから，私には発達性読字障害の特徴があるのだろうと思います．幸い，本を読むことが好きでしたし，気軽に本が読める環境でもあったことで，困らない程度に日常生活に適応できたのだと思います．もう一点，私の恵まれていた条件として，いろいろ不利な要素を抱えながら社会生活を送ってきた自分は偉いぞっ！などと臆面もな

く考える能天気さがあることも良かったような気がします．現在，標準よりは早いのではないか？と思える程度に目，耳，物覚え，手先の器用さなどにずんずん老化による変化が加わってきています．まったくもって，生きていくことは大変なことです．

第 **3** 章

発達障害に
向き合う

1 小児一般外来でできること

　ここでは，小児科の一般外来で発達障害に関する相談を受けた際，どの程度のことをすれば良いのかということについて考えます．エビデンスに基づいたものではなく，私の個人的な考えです．こういうふうに診療してくれたら良いなあ，という私の個人的希望といっても良いと思います．

　発達障害専門外来ではなく，小児一般外来で発達障害関連の相談を受けたとき，最も問題になるのは時間です．診断がつくまでのプロセスだけに限定しても，発達障害診療では本人や家族と（場合によっては教師・保育士とも）長時間話をする必要があります．何となれば，発達障害の診断は日常行動を詳細に把握することに基づいてなされるからです．知能検査をはじめとするさまざまな検査も重要ですが，限局性学習症と知的発達症を除き，検査が診断の中核的な根拠になることはありません．限局性学習症と知的発達症でさえ，検査のみで判断するのではなく，実際の生活場面での状況の把握が必要です．したがって，診断にとって最も重要なことは話を聴くことです．時間は発達障害診療にとっての最大の武器といって良いと思います．ところが，一般的に小児科医は忙しいです．1人の患者に1時間はおろか30分を割くことさえ難しいことが多いのではないでしょうか．

　小児科の一般外来で発達障害の診療をする際には，ごく短時間で発達障害児やその家族に貢献するためには何をするか，ということが肝になります．そのポイントは以下の通りです．

　A）何に困っているのかを具体的に明確化する

　B）本人の認知・行動特徴を推測し，環境との不整合を検討する

　C）ささやかな助言をする

　D）養育者の強みを探す

　E）地域の資源を知る努力をする

　A～Eのそれぞれについて，詳しくみていきます．

Ⓐ 何に困っているのかを具体的に明確化する

　一般的に子供の日常に何か問題を感じたため親が病院受診を考えたとき，あるいは教師が受診を勧めるとき，何らかの診断がつくかどうかが重要視されがちです．ところが，発達障害の診療では必ずしも診断の優先順位は高くありません．診断は重要ですが，診断以上に重要なことがあります．それは，本人が日常生活で何に困っているのかを具体的に認識することです．実は，日常的に何に困っているかを明らかにする作業の延長線上に診断が存在するのです．逆に，困っていることの具体を認識できないままに無理に診断しても，日常的に何に困るかを十分に予測できませんし，実効性のある支援につなげられないことになりかねません．

Ⓑ 本人の認知・行動特徴を推測し，環境との不整合を検討する

　「日常的に何に困っているかを明らかにする作業の延長線上」とは，結果（現実に生じている現象）を具体的に把握し，それが生じる機序を推測するプロセスを意味します．発達障害とは，それが注意欠如多動症であれ，自閉スペクトラム症であれ，何らかの認知・行動の特徴が大多数の人たちより少々ずれている状態です．そして，そのずれ具合を許容できない環境に暮らしていることから日常的にさまざまな困難に遭遇しているのです．その，一つ一つの困っている状況を分析することにより，本人の認知・行動の特徴が浮かび上がってきますし，それを許容できない環境の特徴が整理できるようになります．

　こう考えると，何に困っているかを明確化することと，環境との不整合を生じさせる認知・行動特徴を推測することは密接な関係にあり，分離することはできないことがわかります．もちろん何から話を始めるかといえば，何に困っているのかという事実の検証からです．その際，より具体的な状況を把握できるほど，認知・行動特徴や，それらと環境との関係性を推測する良い手がかりとなります．生じた問題そのものだけではなく，その前後の状況の推移を含めて，ドラマに再構成できるような具体性をもった聞き取り方が理想です．そのうえで，起きた現象を，注意集中力の弱さ，反射的な反応や思考の抑制能力の

問題，人の気持ちを直感的に推測する能力の低さ，複数の情報を並行して処理することの苦手さ，文脈を考慮した推論の弱さ，感情の不安定さや不安，などいろいろな認知・行動特徴でうまく説明ができるかどうか考えていくことで，本人が平均的な子供たちと何が異なっているのかを推測していくのです．

　こうなると，日常生活上の1エピソードについて聞き出すだけで結構時間がかかりそうです．生活のすべての状況についてつぶさに聞き取ろうとすれば，膨大な時間を必要とすることは間違いありません．でも，一気に漏れなく聞き取らなくても良いと思います．その子供の状況にもよりますが，通常こういう問題では一回の診療ですべての話を聞く必要はありません．繰り返し受診してもらい，そのたびに一つか二つのエピソードを聞き取り，なにがしかの対処法を提案するということを何回か繰り返し，状態把握と経過観察を兼ねれば良いのです．「なにがしかの対処法」については後で説明します．もちろん，受診した子供によっては切迫した事情があるかもしれません．そういうときはさっさと専門病院に紹介すれば良いと思います．発達障害に関連した問題で医療機関を受診する多くのケースでは，保護者は病院受診に対してなにがしかためらいをもっています．本当に病院を受診するほどのことなのだろうかと．こういう場合，結論を急ぐことよりも，現在存在する問題点をゆっくりと整理するほうがむしろ良いのです．

　あらためて強調しますが，発達障害が疑われる例では診断することをむやみに急がないほうが良いことが多いです．親が問題を十分に整理できていない状況で十分な説明抜きに診断名だけを告げられると，かなり強く動揺し，前向きに問題に向き合えなくなる危険性があります．逆に，不十分な情報をもとに「何も問題なし」という結論を出してしまうと，多くの親はその言葉に強くすがります．その結果，現実に生じている種々の問題を否定し続けることになり，結局は子供自身のつらい状況が長引くことにつながります．一回の診療で結論を出さず，時間をかけながら問題の整理をしていくという作業は，間怠っこしいようにみえて意外に問題解決への最短距離になることが多いのではないかと思います．

★C ささやかな助言をする

　事実関係の整理を進めるだけで，大きな成果です．なぜなら，親が客観的かつ具体的に問題になっている状況を把握できるようになることで，あらためて問題を問題と認識でき，自ら解決策を模索できるようになる可能性が上がるからです．また，具体的な問題を整理する過程で，子供の認知・行動特徴への理解が進むことも解決策につながっていきます．さらに，専門家のいる病院を受診することになったとしても，親が状況を具体的に把握していることでより効率的で有意義な診療を受けられる確率が高まるからです．とはいえ，受診する側としては何らかの解決策を期待しますし，医師の側も聞き出すことだけに終始して何のアドバイスもせずに帰すのでは目覚めが悪いと思います．そう考えると，聴き取れたエピソードごとにちょっとした助言ができることが望ましいです．

　一つか二つのエピソードを聴き取るだけでも，ある程度その子供がどういう認知・行動特徴をもっているか仮説を立てることができますし，その仮説をもとに環境のどういう要素がその子供に合っていないのかを推測できます．何か対応策を保護者に提案するとき，具体的にはケースバイケースですが，次の点に留意すると良いと思います．

　★ 諦める．

　★ できていることをみつける．

　★ 実行可能性が高い具体的な提案．

　のっけから「諦める」では身も蓋もないと思われるかもしれませんが，これは大事なことです．問題解決を焦るあまり，合理性のない対処法を闇雲に追い求めることで親は疲弊しますし，下手をすれば子供の問題がますます複雑化します．意味のない，あるいはむしろ事態を悪化させる対応を続けるよりは，いったん諦めて現状を認めてしまったほうが親はエネルギーを温存できますし，問題が拡大することを防ぐことにもつながります．永遠に諦めるのではなく，合理的対処を計画できるまで諦めてもらうのです．

　発達障害児が直面するさまざまな日常的問題に対処するとき，親や教師はうまくいかないことに注目するのが普通です．そして，どうやって問題を減らし

ていくかに頭を悩ませます．しかし，すでにできていることをさらに増やすことや改良することのほうが実現性は高いのです．問題（できないこと）の周辺にもすでにできていることが多くあります．授業中おしゃべりが多い子供でも数分間静かにしていることはよくありますし，食事中立ち歩く子供にも座って食べている数分間は必ずあります．すぐに他の子供を叩く子でも平和に遊んでいることは珍しくありません．そういったできていることをさらに伸ばしていくと，全体としては問題が減少することになります．具体的なアクションにまで言及できなくても，子供のできていることに保護者が気づけるように手助けするだけでも大きな意義があると思います．

　「こうしたら良いのではないか」などと何か対策を提案するときには，子供自身にとっても親にとっても実行でき成功する可能性の高い，言い換えればハードルの低い提案をすることが大切です．病院で相談する事態に至っているときは，親子で自信を失っていることが普通です．こういうときは，ささやかでも成功することを積み重ねることで，さらに前へ進むことへの自信を取り戻すことになります．得てして親自身は高い目標やノルマを設定しがちです．主治医はブレーキ役を引き受けるほうが良いと思います．

⭐Ｄ 養育者の強みを探す

　保護者の話を聴きながら，特に上記の子供のできていることをみつける作業をする過程で，保護者自身の上手に接している点をみつける努力が必要です．仮に主訴が親の指示に従わないことであり，教えたことを身につけないことであり，繰り返し叱っても他者に暴力を振るうことであったとします．しかし，24時間問題を発生し続ける子供はいません．よく確認すれば，しばしば親の指示に従いますし，1年前や2年前と比較すれば多くのことを習得できていますし，他の子供と平和なやり取りをしていることも多いのです．こういった多くの力を子供が身につけることができているのは親の手柄です．親が子供に何らかの有効な接し方をしていることの証拠です．自身が理想とするレベルに達していないにしても，ほとんどの親は子育てにおいて決して無力ではありません．

親は自分のやり方の何が悪いのかということに注目して反省しがちですが，これは非建設的です．むしろ，自分の力は何か，強みは何かを自覚し，それを少しでも活かせるような工夫を積み重ねたほうが効率が良いのです．したがって，主治医は子育てにおける親の強みや，うまくやっている具体をこまめに聞き出し，繰り返し親自身に指摘すると良いのです．

Ｅ 地域の資源を知る努力をする

　発達障害児のサポートを病院だけで完結することはできません．これは一般小児科だけではなく，発達障害を専門に診療している病院にもいえることです．地域の行政・制度，福祉，教育などの領域の中に用意されている支援制度やキーパーソンを把握し，必要に応じてつないでいくことができると，発達障害児自身も保護者もずいぶん救われることが多いものです．すべての領域に通じる一元的な窓口が地域にあれば理想的ですが，現実はなかなかそういう仕組みになっていません．したがって，医師個人が地域の現状を多く把握しているほど，有効な助言をしやすくなります．

　地域資源については，p.166（第3章―4　地域資源）も参照してください．

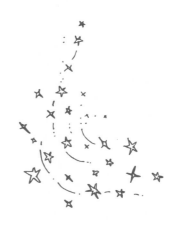

2　基本的考え方と対応のヒント

　第1章で説明しましたように，発達障害は子供の認知・行動特徴と環境のミスマッチで生じる暮らしづらさです．発達障害児支援において最初に考慮すべき最も重要な観点は環境調整です．そして，環境の中でも特に調整の必要があり，かつ調整することの効果が大きい要素は指導的立場にある大人たちです．典型的には親，保育者，教師などです．その他スポーツクラブや音楽サークルの指導者，学習塾の先生などいろいろ考えられるかもしれません．発達障害児のための診療をしていると，これらの指導者への助言が日々の仕事の中で占める割合がとても多いです．ここからは，発達障害児が暮らしやすい環境を整えるために，主として保育者や教師などの指導者にどのようなことを助言すれば良いかについて説明します．

　ここで説明することは親への助言として参考にしていただいても良いと思います．ただ，親に助言するときには慎重に考えることが必要です．医療機関で相談するケースの多くは親子共々かなり疲れていたり追い詰められていたりします．心に余裕がない状態でこれからしたほうが良いことを次々と説明されると動きが取れなくなり，自信を失うことに通じます．P.9（第1章─2　保護者支援について考える），p.15（第1章─3　親に伝えたい総論）で説明しましたように，まずは悩みを傾聴し，共感し，よく頑張っていることを認めるということを優先する必要があります．私は通常，この後に解説することは保護者への助言としてではなく，学校園の担任の先生に伝えてほしい配慮事項として説明するようにしています．その過程で内容に保護者も興味をもった場合は，保護者だけで頑張るのではなく，試してみてうまくいかないことは繰り返し相談に来てほしいと伝えるようにしています．

★A 基本的な考え方

　物事の認識の仕方や振る舞い方が平均的な子供たちからずれているため，集団生活にうまく適応できていない子供を指導するときには，指導者側に思考が必要です．「自閉症には絵カードを使う」というような型通りのマニュアル的対応ではなかなかうまくいきません．最低限，次の点について考えながら試行錯誤していくことが必要ではないかと考えます．

① 子供の強みと弱み

　日常生活において強み（できること）と弱み（できないこと，難しいこと）をきちんと整理する必要があります．弱みを知ることよりも強みを把握することのほうがはるかに重要です．「集中できない」などと曖昧な捉え方をするのではなく，「短めの文章が二つ程度の指示なら聞いて理解できるが，それ以上多くの指示は理解できない」というように，できることと難しいことをなるべく具体的なレベルで把握する必要があります．「食事に集中できる」か否かとか「読み聞かせを聞いて楽しめる」か否かという大雑把な捉え方ではなく，「数分間なら椅子に座って食べることに集中できる」とか「登場人物が3人以内で5分以内に終わる絵本なら聞いて楽しめる」などと一つの活動の中でさらに細かく分析する必要があります．そうすることで，「できない」と考えていた活動の中でさえ「できている」ことがたくさんあることに気づけます．

② なぜできないのか

　基本的に子供が悪意で振舞うことはほとんどありません．上記①の分析の結果整理できた弱みあるいはできないことには，何らかの理由が必ずあります．まず考えることは子供本人に備わる要因です．例えば，注意を集中できる時間が平均より短い，反射的な行動を抑制する力が平均より弱い，直感的に人の気持ちを理解する力が弱い，知的な理解力が低い，一度に聞き取れる言葉の量が少ない，などのことです．そして，これらの本人に備わった要因と環境とのミスマッチがあるためうまくできない状態になったのだと考えます．つまり，現在の環境が本人の特徴を許容できていないことに問題があると考えます．本人

の行動の仕方をよく観察し，どのような本人の要因があるのか，そして環境の中でその子供に合っていない要素は何か，ということについて仮説を立てる必要があります．その仮説に基づいて，子供の苦手さを援助する具体的な作戦を考え実行すれば良いのです．実行した結果うまくいかなければ，仮説を修正したり新しい仮説を立てたりして作戦を練り直すことになります．

③ 指導の目的は何か

それぞれの活動において何を目的として指導するのかをよく考える必要があります．指導者の計画通りに子供が振る舞うことを目的にしてはいけません．また，他の子供たちと同じように活動できることを目指してもいけません．集団での指導に問題なくついてくる子供たちであれば個別に目的を設定する必要はないと思います．しかし，指導者の想定についてこられない子供の場合は，それでもその子が何か得るものがあるような目的を個別に設定し直す必要があります．たとえ集団生活の中で表面的には同じ活動に参加させているとしても，子供によっては狙いを変え，それに応じて参加の仕方を修正していく必要があります．

一般的に，保育者や教師は活動や指導の目的を意識しています．「ねらい」という言葉をよく使っておられるように思います．ただ，同じ学年や同じクラスの全員に同じ「ねらい」を設定しているようにみえます．集団として一律の目的を設定しているのです．そのため，同じ授業や活動の中で特定の子に他の子供たちとは異なる目的を設定することはかなり発想を転換する必要のある作業かもしれません．

④ まず考えることは環境を変えること

②で説明しましたように，生活の中でうまくいかないことは本人の特徴と環境とのミスマッチによって生じます．本人を変えることは別人に変えることに近いので，そうそうできることではありません．まず考えるべきことは本人を変えることではありません．本人の苦手さを補えるように環境を変えることが必要です．例えば，集中力が弱く長時間人の説明を聞くことが難しい子供に対しては，一度に多くの指示をせず，短く具体的な言葉を選ぶことや，目で見て

わかるような補助手段を併用することなどを考えるとうまくいくことがあります．一口に環境といってもさまざまなものがあります．最もキーになる環境は，担任の先生など子供に対して指導的立場にいる大人です．気候風土も環境ですが，そうそう変えるわけにはいきません．子供を指導したり育てたりしている大人なら，自らの意思で子供への接し方を変えることができますし，その変化の影響はとても大きいのです．

　苦手な部分を補うことと並行して大切なことは，強みを伸ばすことです．①で説明した分析をすれば，ほとんどの子供はできることがたくさんあることに気がつきます．むしろ，大問題にみえていたできないことは子供の生活の中のほんの一部であり，できることが圧倒的に多いことに気づけます．指導者はできていることの一つ一つに注目し，それらを成し遂げていることを繰り返し本人に伝える必要があります．そうすることで，すでにできていることが一層増え，子供は自信をもてます．

⑤ 繰り返す問題行動にはそう振る舞うことで得るものがある

　何回注意しても繰り返す問題行動があるときは，その行動を取ることで子供自身が得られるものがあります．欲しいものが手に入るとかしたいことができるようになる程度のことならわかりやすいと思います．手に入るものがわかりにくいものとして，嫌なことから逃げられる場合や，人（特に担任など大事な人）からの注目を得られる場合があります．逃げたい「嫌なこと」とは無関係な騒ぎを起こして逃げ出すことに成功するときは，何から逃げようとしているのかがわかりにくくなります．また，担任から繰り返し叱られている場合，担任からの注目が得るものとなっていることがしばしばあります．その場合は，叱れば叱るほど問題行動を繰り返させることにもつながります．

　以上のように考えると，問題行動への対処は，その行動を起こしても得るものがないようにすることだということは考えつきやすいと思います．しかし，それだけではなかなか解決できないことがよくあります．何かを得る必要があるため問題行動を繰り返しているわけですから，合理的な対処で最も重要なことは，問題行動を起こさなくてもその子供が必要なものを手に入れられる状況を作ることです．例えば，担任の注目を得るために問題行動を繰り返す子供の

場合は，問題行動を起こしても担任が注目しないようにすることに加えて，普段そこそこ適切に振る舞っているときにこそ繰り返し良い注目を与えることが必要です．

応用行動分析の知識があると，ここで説明したことを理解しやすくなります．P.140（第3章―3　付け焼き刃の応用行動分析）を参考にしてください．

⑥ 善悪の観点でものを考えない

保育や教育の場でうまく適応できない子供たちの振る舞いは，指導者の目から見ると「良くないこと」になることが多いです．保育者や教師には規範意識の強い人が多いようです．そのため，「良くないこと」や「悪いこと」は正面から正そうと努力する傾向があります．しかし，いけないことや悪いことをした子供として繰り返し注意したり叱ったりすると，解決のチャンスが遠ざかります．倫理的問題と考えず，先に説明したように本人の特徴と環境とのミスマッチと考え，環境をどのように変化させようかと技術的問題として考えることが重要です．もちろん，倫理的な考え方を教えることが悪いわけではありません．しかし，それは叱って教えようとしてもうまくいかないことが多いのです．ルールを理解していない子供には冷静に説明することが求められます．そして，ルールを破っているときに叱るのではなく，ルールを守れているときに褒めることで定着させやすくなります．このことを保育者や教師に（そして保護者にも）納得してもらうことは結構難しいことのような気がします．

⑦ 本人が納得することを目指す

最後になりましたが，これが最も重要なことかもしれません．⑥で書いたことと関連しますが，大人は客観的に考えて「正しく」あるいは「良く」振る舞わせようとしますし，それを当然のこととみなしがちです．しかし，大人だって納得できないままに次々と自分の振る舞いを否定されあれこれ指図されると強い抵抗を感じると思います．建設的な振る舞いをさせるにも，何かを学ばせるにも，一般社会では不適切とみなされる振る舞いを減らすにも，本人が納得することを可能な限り尊重しないといけません．そのためにはまず，できるだけ本人の意思や気持ちを知る必要があります．その子供の言語能力によっては

説明できることに限界がありますが，少しでも本人の考えを反映させることによって納得できる可能性が上がります．また，時間が必要だということを意識することも大切です．急いてはことを仕損じます．さらに，納得を超えて本人の喜びにつなげられると理想的です．いつも理想を達成することは難しいですが，理想の方向を向いて進むことは大切であるということを指導的立場にある大人たちに繰り返し伝えるようにしましょう．

⭐ Ⓑ さまざまなヒント

　ここまでは，子供に接する指導者が発達障害児を支援するうえでの基本的な考え方を説明しました．一言でまとめれば，日常生じている現象を観察し，分析し，仮説を立て，仮説に基づいて対応の手立てを工夫するということです．これは常に通用する重要な原則です．重要な原則ではありますが，常に一つ一つの現象や問題を取り上げ分析していては時間がかかりますし，指導者は疲れてしまうかもしれません．また，それに付き合って一緒に考えるあなたも良い助言が浮かばず苦しいかもしれません．頻度の高い，あまり複雑化していない問題には反射的に用意できる対応策があったほうが効率的です．

　ここからは，発達障害（疑いも含む）があり集団生活にうまく適応できない子供に接するときに念頭に置くと良い定型的な配慮の例をいくつかご紹介します．ここで取り上げた項目はあまり診断名には縛られません．中には特定の診断を受けた子供たちに特に役に立つ配慮もありますが，別の診断を受けている子供にも有益です．それどころか，ほとんどの子供に対して（いわゆる定型発達児も含めて）配慮して損はないことを解説しています．また，難しい理論を理解していないとできないことや特殊な技術が必要なことは取り上げていません．そういう意味で，教師や保育者に助言しやすいといえます．クラスの中で一人だけ特別扱いするのは難しいと悩まれる教師や保育者は多いのですが，そのような心配をされる方にはクラス内のすべての子供たちに同じ配慮をされるようにお勧めすると良いでしょう．

　ここで提案していることはすべて，人の言葉や課題の内容あるいは自分の置かれた状況を理解しやすくし，さまざまな活動において「できた」，「わかっ

た」,「楽しかった」と感じられる成功体験を増やすことを目指しています. そして日々の不安を減らすことも目指します. なお, ここで説明することは原則です. 実行する際には子供の年齢, 性別, 能力, 性格, 好みなどを考慮して具体的な方法を工夫する必要があります.

① 視覚的支援

自閉スペクトラム症を伴っていると, 一般的に耳で聞き取った話し言葉の理解が悪いことが多いです. 自閉スペクトラム症ではなくても, 注意散漫で気が散りやすい子供やワーキングメモリー（聞いた言葉を意識に浮かべておける認知能力）の弱い子供は, 話し言葉を正確に聞き取ることが難しいことが多いのです. このような場合には, 何かを指示あるいは説明するときは可能な限り絵や図を使って視覚的に伝えるようにすると理解できることが増えます. ただし, 子供によって図形を認識する力はさまざまです. 絵や図を使うときも本人に伝わることをよく確認しながら, 図の複雑さや密度を調整する必要があります. 年齢が上がり, すらすらと文字を読めるようになれば, 文字を使うことも有効です. どうしても話し言葉で伝えねばならないときは, できるだけ短い言葉で具体的な表現にします.

② 曖昧な表現を避ける

特に自閉スペクトラム症を伴う人たちは成人も含めて「これ」,「それ」などの指示代名詞が苦手です.「だいたい」,「ほどほどに」などの曖昧な表現や, 比喩・皮肉を理解することもかなり難しいことが一般的です. 年長クラスくらいになれば, 指示代名詞や曖昧な表現を理解できないことが目立ってくるかもしれません.「それ」と言わずに「**机の上にある黄色い箱**」と具体的に指示するとか,「ゲームはほどほどにしなさい」という言い方は避けて「**ゲームは3時で終わり**」といった迷いようのない指示をする必要があります.

小学生以上なら（しばしば大人になっても）皮肉がわかりにくいことで困るかもしれません. 例えば, 遅刻した生徒に先生が怒って「今何時だと思ってるんだ！」と叫んだときに,「はい, 9時30分です」と大真面目に答えるというようなことが実際に起こり得ます. こういうときは,「**30分の遅刻だよ. 遅刻**

はいけないことですよ. 何か理由があるのなら説明してごらん」というふうに率直な表現で説明するべきです. 年齢が上がるほど, 暗黙の了解を理解したり状況の推移を基に判断したりすることが苦手なことによる失敗が増えるかもしれません. 前提をできるだけ説明したうえで, 明確で具体的な説明をするという配慮が必要であることも意識しておくと良いと思います. あわせて, 暗黙の了解をできるだけ減らすような集団を育てることも保育者や教師に意識してもらうと良いでしょう. 曖昧な表現を減らし, 単刀直入かつ明確に要件を伝えることで, 発達障害を伴わない子供たちも暮らしやすくなります. 暗黙の了解事項の少ない社会ほど, 多様な背景をもつ人が暮らしやすくなります.

　社会生活では曖昧な状況で判断を求められることがよくあります. そういうとき, 思い切って単純化したルールを設定してあげると暮らしやすくなる子供たちがいます. 例えば, 女性に妙に接触したがる男の子がいたとします.「どのくらいまで近づけるか, 相手を見て判断しなさい」というような説明では適切な判断が難しいことがあります. その場合は「抱きついても良い女性はお母さんと将来の結婚相手だけです. 担任の先生なら手を握っても構いません. その他の女性は, 自分の手を伸ばしてギリギリ届く距離より近づいてはいけません」などと割り切ったルールが必要になります.

③ 予定の説明

　時間的に先の見通しをつけにくい子供たちに対しては予定をこまめに伝えると有益です. 一日の予定, 週や月単位の予定, あるいは一つの活動や授業内の流れなど, 時間の長短を取り混ぜて伝えます. 予定をこまめに伝えることで日々の不安が減少し, 落ち着いて行動できることが増えていきます. 自閉スペクトラム症を伴う子供たちでは特に配慮すべきことですが, 不安の強い子供たちにも有益です. また, 注意散漫で予定を意識できない子供にも有効です.

　具体的な方法は年齢や理解力によって変える必要があります. 例えば, 幼児期早期や重度の知的発達症がある場合は三段くらいの棚を用意し, 上から順に活動を表す絵カードや道具を入れておき, その日の流れを示すという方法があります. もう少し細かく予定を教えられる子供には, 一日の予定を説明する際にはホワイトボードをよく使います. 活動を表す絵を描いたマグネットを用意

し（例えば，茶碗と箸の絵を描けば食事のこと，色鉛筆の絵を描けばお絵描きのことといった具合），活動を表すマグネットを上から順番に貼ってその日のおおよその流れを説明します．また，一日の予定を説明するときにカレンダーを並べておき，今日の日付と曜日を言いながら今日の日付を丸で囲みます．毎日判で押したようにその日の日付を丸で囲んでいくと，日が過ぎていく視覚的イメージにつながります．先々の予定を説明するとともに（例：「あと2回寝たらお芋掘りだね」），過去の楽しかったことも話題にすると（例：「昨日行った〇〇公園は楽しかったね」），現在，過去，未来の概念が身につきやすくなります．予定表やカレンダーを正確に理解できていなくてもあまり気にする必要はありません．朝の儀式のように繰り返せば，長期的には見通しがつきやすくなり安心感が増すので生活の安定に役立ちます．なお，予定を説明するときには楽しいことが待っていると強調することが大切です．暗い見通しやつらく厳しい義務ばかりを強調した説明は避けましょう．

　予定表を見る習慣がつき，予定を説明してもらうことで安心して暮らせるようになった子供たちが思春期に差し掛かると，予定表を自分で管理することで自立度が高まる例がしばしばみられます．手帳でも良いですし，最近ならスマートフォンなどの電子機器でスケジュール管理をする気の利いたアプリがいろいろあります．このような習慣がつくことで自律度が高まります．

　初めての活動や慣れない活動で尻込みしやすい子供では，個々の活動ごとの流れや目指すゴールを図示した手順表を用意してあらかじめ説明すると取り組みやすくなります．可能であれば，本人の前で実演したり，ビデオに録画された活動を見せたりするとわかりやすいです．予定の説明と同様に，繰り返し取り組めばうまくいくことやとても楽しめることなど，良いイメージを強調しながら説明することがポイントです．しばしば指導者は予定や活動の流れを説明するときにしなければならない義務を強調しがちです．しかし，予定の説明は先に楽しみが待っていることを説明することなのだ，という意識をもったほうが良いことを指導者に伝えましょう．

④ 予告と選択肢

　自閉スペクトラム症や注意欠如多動症を伴う子供では，好きな活動に熱中し

ているときに別の活動に切り替えることが難しいことがよくあります．このような場合には，あらかじめいつ終わらないといけないか予定を説明しておくことに加えて，終了する5分か10分前に予告することで切り替えやすくなります．残り時間を目で確認できると良いと思います．理解できれば時計でも良いのですが，残り時間が見えやすいタイマーでも良いと思います（Googleで「タイムタイマー」を検索してみてください）．また，今している活動が回数を数えられるもの（例：滑り台を滑ること）である場合は，「あと○回したら終わり」というような説明の仕方も良いと思います．その場合はチケット（紙切れや爪楊枝で十分）を残りの回数分用意して一回済むごとに回収し，あと何回できるかを目で見て確かめられるようにしておくとわかりやすいです．

終了の予告を導入するときに注意すべきことがあります．それは，予告を導入してからしばらくの間は本人が満足する程度の時間や回数を確保するということです．いきなり大人の都合でそれまではとても受け入れられなかった短い時間で終わらせようとすると，予告されることを拒否しだす可能性があります．いったん予告を無視しだすと，その後は予告する意味はまったくなくなります．

あまり気が進まないことを指示するときには，可能なら選択肢を作り選ばせると受け入れやすくなることがあります．例えば，食事の後片付けを手伝わせたいときに，「お皿を洗いたい？　それとも洗ったお皿を拭いて棚にしまうほうが良い？」と言って選ばせます．この例ではどちらを選んでも片付けの手伝いをすることになります．ただ，少しでも自分の意見が反映されたことは受け入れやすくなることが多いものです．

⑤ 人の気持ちの説明

自閉スペクトラム症を伴う子供たちが典型的ですが，人の気持ちや考えを直感的に理解できない子供たちがいます．別に人として冷たいという意味ではありません．優しくて親切であっても人の気持ちに気づきにくい子供たちがいるのです．こういう子供たちは悪気のない言動を周囲の人々に悪意に取られたり，相手の言動の裏の気持ちを十分に理解できなかったりしやすいです．そのため，揉め事になることがあるかもしれません．このような子供たちに対して

は理解しやすいように相手の気持ちを説明することが必要です．また，他人の気持ちだけではなく，本人の気持ちも善意の立場から推測して説明することが必要です．なぜなら，こういう特徴をもつ子供たちは自分自身の考えを客観的に意識し言語化することもうまくないからです．

このような説明は，相手の気持ちや自分自身の気持ちについての気づきを得させることのみを目的とします．誰が悪かったかを明らかにし，悪いほうに謝らせることを目指すわけではありません．したがって，叱る文脈にせず淡々と行う必要があります．大人は意識すれば人の気持ちは理解できると思いがちですし，相手の気持ちを理解していないことを善悪の問題として扱いがちです．こういう思い込みを注意深く排除する必要があります．例えば，冷静な説明を抜きに「相手の立場になって考えなさい」と言いながら叱るようなことはすべきではありません．なお，このようなことを教師や保育者に説明すると言葉としては一応伝わるのですが，心底理解してもらうことが難しいかもしれません．文化や価値観の相違を超えて理解しあうことは難しいものです．

相手や本人の気持ちを説明する手段として，事実関係の推移を振り返り，漫画や人形劇で再構成し，客観的な立場からそれぞれの人の考えや気持ちの変化を説明する方法があります．漫画の場合，ごく簡単な棒人間にセリフの吹き出しをつけた程度のもので十分です．現実に発せられたセリフとともに，それぞれの状況でそれぞれの登場人物が感じたであろう気持ちもセリフのように表現します．漫画や人形劇で説明することで当事者意識が弱まり，第三者的な立場で冷静に受け止めやすくなります．できれば，登場人物の言動を少し修正することで楽しい時間が展開する，解決編のような別の物語も併せて説明してあげることが望ましいです．知的能力の問題がなく，ある程度の年齢になった自閉スペクトラム症児では，実生活での人間関係に苦労していても小説やドラマ，漫画などの登場人物の心の動きはよく理解していることが珍しくありません．

⑥ 表現を促す

自分の希望，欲求や気持ちを言葉で表明することが苦手な子供たちがいます．「つらい」，「困っている」，「助けてほしい」ということの表明がなかなかできません．そのため，苦しい立場に立ったときに他者に助けを求めることが

できません．さらに，限界が来たときにかんしゃくを起こしたり，ただ取り乱したりすることがあります．自分の気持ちや要求を率直に表明し，困ったときには助けを求められるようにすることは，長期的に重要な目標の一つとなります．

　幼児期にはそのときそのときの気持ちを周囲の大人が代弁してあげることが必要です．特にかんしゃくを起こしたときは表現しようという気持ちの表れと捉え，どのような言葉が使えるか教えてあげると良いのです．

　何かを口にしたときに良い気持ちになれる経験を増やすことで積極的に話せるようになります．したがって，日常的にどのような表現をしてもそれを温かく受け入れてあげることを長期にわたり根気よく繰り返すことが重要です．本人の願いは可能な限り実現してあげたほうが良いですし，実現が難しいことであってもそのような希望をもったことを認めてあげ，話してくれたことを評価してあげることが必要です．例えば，子供にとっては危険な遊びをしたがるときに「確かに面白そうだね」，「したいと思う気持ちはわかるなあ」などと，本人が望みを口にしたこと自体には理解を示すように助言しましょう．どうしても希望を叶えられないことは，本人の気持ちに共感した後に叶えられないことを理由とともに説明すれば良いのです．本人がどのような発言をしたとしても，返事を否定的な言葉から始めないように注意する必要があります．たとえ倫理的に不適切な発言をしたとしても，そういう気持ちをもったことを受け止めてあげることが原則です．共感しにくい発言には，同意しなくても本人の発言を復唱してみせるという方法があります．例えば子供が「けんちゃんなんか死ねばいいんだ！」と言ったとすれば，指導者は「けんちゃんなんか死ねばいいと思っちゃうんだね．どうしてかなあ」と答えます．こうすることで賛同はしていなくても真剣に耳を傾けているということが伝わります．

⑦　褒める，無視する

　さまざまなスキルや振る舞い方を身につけさせる過程でまず目指すことは，こまめに褒めることです．褒める対象は水準以上によくできていることだけではありません．当たり前のことを当たり前にしているとき，不完全ながら以前より改善していること，失敗に終わっても途中までできていることなどを具体的に褒めます．その一方で，誰にも実害のない不適切な行動は無視します．言

い換えれば，してほしい行動を少しでもしているときに褒め，すべきではない行動をしていないときに褒めます．例えば，単に友達と楽しそうに遊んでいるだけでも，仲良く遊べていることや，ルールを守れていることを褒めることができます．また，嫌なことをした相手を大声で罵ったときには，叩くことを我慢できたということを褒めることができます．遊び食べをする子供でも断続的に食事をしているときがあります．その時々に「美味しそうに食べてくれて嬉しい」とか「お箸の使い方が上手になったね」などと良い言葉をかけます．言葉を尽くす必要はなく，きちんと実行していることを指摘する程度で十分です．

　褒めるときの注意として，「あなたは良い子ね」とか「あなたは頭が良いわ」などと具体的な根拠のない人格や性格や能力を褒めることは避けなければいけません．「滑り台の順番をきちんと守れて偉いね」とか「○○ちゃんにおもちゃを貸してあげて優しかったね」などと具体的な行動や努力を褒めることがポイントです．また，結果だけを評価しないことにも留意すべきです．仮に試験で100点を取ったとしても，100点を取ったことだけを褒めることは良くないのです．それよりも，毎日一定時間勉強に取り組んでいることや新しい学習方法を工夫していることなど，結果に至るまでの過程をこまめに褒めていくほうが良い結果に結びつきます．

　子供の年齢や性格によっても褒め方を変える必要があることは言うまでもありません．幼児に対する褒め方と同じような口調では，小学校高学年の子供なら腹を立てるかもしれません．また，褒められることに反発する子供もいます．そういう子供に対しては，価値観を強く含む褒め言葉を控えて，できているという事実を簡潔に指摘するだけのほうが良いと思います．また，本人に聞こえる所で他の人との会話の中で褒めるという方法もあります．

　褒めることが難しいと感じる大人は少なくありません．まず，褒め慣れていない人が結構います．面と向かって褒めることが照れくさく感じてしまうのです．これは場数を増やして慣れるしか手はないでしょう．さらに，できていることを具体的に意識することが指導者にとって難しいのです．よほど優れたことをしない限り，できていることの大半はできて当たり前と感じるためです．しばらくの間はできていることをリストに書き出す練習をする必要があるかもしれません．

こまめに褒めることと並行して考慮することは，不適切な行動を無視することです．誰にも実害がないような行動はいちいち相手にしないことが望ましいです．不適切な行動を無視する一方で，適切に振る舞っているときに良い言葉をたくさんかけてもらえていると，そのコントラストの結果として適切に振る舞っている時間が増えていきます．遊び食べの例を使えば，たとえ短い間でも食べているときには良い言葉をかける一方，遊んでいるときには見て見ぬ振りをして流しておくのです．あまりにも遊び続けて埒が明かないときは，上手に指示を出して食事をすることに戻せばまた褒めることができます．褒めることが苦手そうな指導者（や保護者）に対しては，小さな失敗を叱らずに無視することから始めるように勧めても良いと思います．細かいことをいちいち叱らないようにできれば指導者自身が疲れにくくなりますし，子供との関係も良くなります．とはいえ一日中，すべての目につく問題行動を注意せずに放っておくことも難しい面があります．食事中のみなど場面を絞って無視する練習をしても良いと思います．

　子供を褒めて指導するということは，単なる現状肯定ではありません．より多くのことを学ぶ，より新しいことに挑戦する，もっと努力できるようにする，というような目的を意識することが重要であると指導者に伝えてください．そして，少しでも目的に近づけるように子供の行動を変化させることを「褒める」という方法を使うことで達成しようと考えるように促してください．

⑧　指示の出し方

　褒める機会を増やすためには，効果的な指示を出すことが役に立ちます．指示を効果的なものにするためにはいくつかのポイントがあります．多くの大人は指示には従うべき，という発想をもっています．しかし，子供が指示に従えるかどうかは指示の出し方に大きく依存します．まず，可能な限り指示は本人のすぐそばで出すべきです．遠くのほうで何か作業をしながら大声で指示を出しても従わないことがよくあります．また，集団で活動しているときに離れた位置から指示を出しても気づかないこともあります．指示を出すときには本人に近づき目を見ながら，明解で短い言葉で指示します．

　はっきりとした口調が良いのですが，本人に対してネガティブな印象を与え

ないような穏やかで中立的な口調で丁寧に伝えましょう．礼儀正しさも大切です．相手が子供だからといって乱暴な物言いをしてはいけません．基本的には敬語を使うのが望ましいです．反感をもたれない程度に軽く背中や肩を押して動くきっかけを与えても良いと思います．大声で怒鳴ってはいけませんし，逆にふざけた調子や懇願するように言うことも避けるべきです．

指示は否定形ではなく肯定文で伝えることが原則です．つまり，「○○をしてはいけません」や「○○をやめなさい」ではなく，「○○をしてください」という言い方を考えるのです．例えば，はさみを振り回しているときには「はさみを振り回すのをやめなさい」ではなく「**はさみを机の上に置いてください**」と言えばよいのです．「やめなさい」という指示には次にどう振る舞うべきかという情報が含まれていません．ただ単に非難の響きが伝わるだけで，とっさに従いにくいのです．

指示や命令は，何をしてほしいかを具体的にわかりやすく伝える内容にするべきです．例えば，「お行儀良くしていなさい」と指示しても，具体的にどうすれば良いのかはっきりしません．「**名前を呼ばれるまでは椅子に座っていてください**」とか「**先生に会ったらまずあいさつをしましょう**」のような具体的な言い方をすれば，子供はどう振る舞えば良いかわかりやすくなります．

できるだけ，指示は一回に一つのことだけを伝えるのが望ましいです．一度に複数の指示を伝えることは避けたほうが良いです．このことは特に幼児，不注意さの強い子供，知的発達症のある子供などで大切なことです．どうしても複数のことを一度に伝える必要があるときは，口頭指示だけではなく図や箇条書きなどを併用して，繰り返し子供自身の目で見て確かめられるようにしておくと良いと思います．また，子供の年齢や能力を十分考慮して，理解可能かつ実行可能な指示内容にすることも忘れてはいけません．

指示されたことを実行するために動き出したらすぐにお礼を言います．そして，指示されたことをやり遂げるまで，繰り返し褒めます．例えば，散らかしている積み木を箱にしまうように指示したとします．すべての積み木を箱にしまってからお礼を言うのではありません．最初の一個を拾うために腰をかがめた瞬間に「**すぐにしてくれて，ありがとう**」とお礼を言うと良いです．そして，すべての積み木が片付くまで繰り返し褒めます．なお，何に対してお礼を

言ったり褒めたりしているのか，具体的に言葉にすることが大切です．上の例では「すぐにしてくれる」ことに対してお礼を述べていることが明確です．

　複雑な作業は分割し，ステップごとに指示とお礼・褒め言葉を用意するとうまくいくことが増えます．ここでいう複雑な作業とは，繰り返し指示してもさっさとできない作業です．朝の準備や後片付けが代表格でしょうか．作業が複雑すぎるので，途中で別のことに気を取られてしまうため，最後までできないのです．こういうときは作業が終わるまで，ステップごとにこまめに指示を出し続ければ良いのです．指示を連続的に出す際には，自発的に動くときにいらない指示を出さないよう注意する必要があります．そのためには，それぞれの指示を出すときに，一呼吸か二呼吸待って本人が動きそうにないことを確かめてから指示を出すと良いです．お膳立てし，細々と手伝ってでもすべきことができている状態を維持し，その手柄を本人にあげます．つまり，散々手伝ってあげたとしてもまるで本人の力でやり遂げたかのごとく褒めてあげれば良いのです．細々手伝うと自立できないと考える保育者や教師，保護者が多いです．しかし，おそらくそのようなことはありません．完全に本人任せにして毎日毎日できていないことに対する叱責を繰り返し続けるほうが，それが普通の状態と学習してしまうのでむしろ自立しにくくなる危険性があります．

　指示を出す前に理由を伝えると，子供は従いやすくなります．**「これから園庭で遊びますから，折り紙は片付けてください」**のように，具体的な理由を簡単に説明します．こうすれば，突然片付けるように指示されるよりも切り替えやすくなります．指示を出した直後に子供が「なんで？」と質問することがあります．この時点で説明をしていると，本人にとって気が進まない指示のときに議論に持ち込んで時間を引き延ばすことになる場合があります．指示の後に質問してきたときはすぐに相手をせず，指示を実行してから説明するようにしましょう．

　指示を出すときにすべきことを述べるだけではなく，その行動をする／しない場合どういう結果に結びつくのかを説明することはよくあります．例をあげれば，「宿題をしなければおやつはありません」あるいは「宿題が済んだらおやつを食べようね」というような言い方です．この二つの言い方は何が違うのでしょう．前者は指示通りにしないと悪いことが起きるという説明の仕方です

し，後者は指示したことをすれば良いことが待っているという説明になっています．論理的には両者はほぼ同じことを言っています．つまり，宿題を済ませることを条件におやつを提供するということです．しかし，実際に子供がこのような指示を受けた場合，前者の言い方だと不安が強くなります．一方，後者の言い方だと不安が増強しないばかりか，むしろ張り切って活動に取り組めます．子供に指示を出すときは，指示したことをやり遂げると良いことが待っているという言い方になるように注意する必要があります．とりわけ不安が強い子供たちにとってこういう配慮は重要です．

最後に，指示は少ないほうが良いということをしっかりと強調しておきましょう．指示を出す前に，それは本当に今しなければならないことかどうかをよく考えることを習慣化すると良いことを伝えます．やたらと指示を出されると，子供は指示を聞かなくなります．指示は必要最小限にとどめ，出した指示は必ず実行させるという一貫性が肝要です．

⑨ 衝動性や不注意を補う

診断病型が何であれ，発達障害を有する子供たちは考える前に行動したり指示を待てずに動き始めたりするような衝動性が強いことがよくあります．また，必要なことに注意を向けたり，注意を持続させたりすることが苦手な不注意傾向が目立つこともよくあります．そのため，ルールや注意事項を理解していても肝心のタイミングで意識できなかったり，考える前に行動を起こしてしまったりしがちです．課題の最中に何か別のことに注意が逸れるため人の話を聞き逃したりすることも，自らの意思で制御できる範囲を超えた現象です．こういう特徴をもっていると表面的には指示に従えなかったり，ルールを守れなかったり，人の説明を聞いていなかったりという現象につながるため，指導者は得てして倫理的な問題として取り扱います．つまり，子供を叱責して改善を促そうとします．しかし，それで改善することは滅多にありません．問題が生じることの責任は指導者にあると考えるべきです．衝動性や不注意傾向が強いことを計算に入れない指導方法を続けているほうが悪いのです．

衝動的に行動する瞬間にはルールを意識できない状態にあります．そこで，衝動的に振る舞いそうになるときにルールや注意事項を意識できるような援助

が必要です．例えば，問題のある行動が生じそうな場面では，あらかじめルールや注意事項を再確認したうえでルールを守れていることを繰り返し褒めれば，問題行動を予防できます．また，問題が生じそうな場所には視覚的にルールを思い出させる表示を貼っておくことも効果的です．衝動的な行動を誘発しやすいものを，必要がないときにはこまめに片付けておくことも考慮すべきです．

　ともすれば関係のないことに注意が逸れるので，十分に注意を引きつけてから説明や指示を伝えることも大事です．これは特に集団で過ごしているときには意識する必要があります．名前を呼んで注意を引きつけてから説明し，説明の後で説明事項を復唱させて聞いていたことを確認するという方法もあります．しかし，このような方法を多用すると指導者から目をつけられている印象を与え子供を不快にさせるかもしれません．まず興味をもてそうな話題から始めるとか，注意を引きつけやすい口調や動作を工夫することも必要です．説明や指示をする前に一言子供を褒めて，こちらに注意を向けさせるという手もあります．また，一度に多くのことを伝えないようにする必要があります．集中力のない子供は長く複雑な文章を聞き取ることが苦手だからです．できるだけ具体的で端的な言葉を選ぶことや，複雑な作業はステップごとに分けて指示することを考える必要があります．

　不注意があると，今からしなければいけないことや注意すべきことを意識し続けることが困難です．お決まりの活動の手順や注意事項などは目で見てわかるように図示あるいは文字で示したものを作成し，目に付く場所に貼っておくと，意識しやすくなります．できるだけシンプルかつ一目で理解できる表示を工夫します．また，注意事項として張り出す紙はできるだけ少なくしておく必要があります．基本的に状況ごと，場所ごとで最も意識してほしいこと一つに絞り表示するのが良いと思います．

⑩ ルールの作り方

　指導者には（保護者にも）ルールや約束事はできるだけ増やさないということを常に意識するように強調しましょう．ルールや約束事を作るときは，7, 8割くらいは守れるものにします．達成が極めて困難なルールを作っても守ろうという気になれません．その結果，繰り返しルールや約束を守れない「悪い

子」,「ダメな子」になり，自信を失っていきます．少し頑張れば守ることができるルールや約束を用意することが大原則です．なお，約束とは双方の合意に基づく契約であることを指導者にはよく説明しましょう．一方的に押しつけたルールを「約束」と称してはいけないことをはっきりと伝えましょう．

ルールや約束事を決めるときには本人の意見を聞き，ある程度譲歩することも大切です．決まったルールは本人にわかる形で紙に書き，見えやすいところに貼っておくと良いと思います．ルールや約束を守ると良いことが起こるシステムを取り入れると積極的に守れるようになります．例えば，ルールを守れたときには皆の前で褒めてもらえたり，シールを貼ってもらえたりすると張り切るかもしれません．もちろん年齢によって褒め方やご褒美は工夫する必要があります．ご褒美を用意した場合であっても，ルールを守ることができたときは本人の手柄と考え褒めなければいけません．冗談でも「ご褒美につられてルールを守っている」といった冷やかしをしてはいけないことを伝えましょう．

大人はしばしばルールやマナーを守ることは正しいことだから当たり前だと考えがちです．しかし，本当はそうではありません．社会的規範をきちんと守ることができる人は，守ることにメリットがあるから守るのです．人から褒めてもらえることや人に認めてもらえることがメリットかもしれませんし，人に認められるのが想像できることがメリットかもしれません．あるいは正しいことをしたという満足感が心の中に生じることがメリットになっているかもしれません．周囲の人々から認めてもらえるという安心感が得られるかもしれません．大人でも，正しいという理由だけでは実行できないのです．人は何らかの形で自分にメリットがある行動しか身につけられません．ルールを守ることで意味のあるメリットを得ることができない子供には，褒めることやご褒美という形でわかりやすいメリットを用意する必要があります．

ルール（マナーも）に関しては，そもそも守らねばならないものなのかということについても頭を整理しておく必要があります．保育者や教師，そして多くの保護者はルールである以上，守らないといけないと考えがちです．しかし，不適切なルールは変えなければいけません．昭和の時代に生まれ育った人なら，運動部は練習中に水を飲んではいけないと指導されていたという話を聞くことがあったと思います．今の時代に運動中に飲水禁止のルールを作れば，

子供の健康を害する非常識なルールとして世間から非難されるでしょう．ルールは常に上位のルールの認める範囲内においてのみ妥当なのです．教室内のルールは校則の制限を受けますし，校則は条例や法律の認める範囲内でしか設定すべきではありません．法律は憲法に沿う必要がありますし，その上には基本的人権など国際的に広く合意された価値観や倫理観があります．そのような上位の規範に背くルールは守る価値がありません．これは，障害児・者支援に携わる人は意識すべきことです．学校のルールや世間的マナーなどのローカルルールは，多数を占める人々に合わせて設定されがちです．何らかのハンディがある人がそのようなルールに無理に合わせようとすると，下手をすれば健康を害することや人権を侵害されることにつながる場合もあるということを，指導者たちには考えてもらう必要があります．

⑪ けんかへの対応

　一般的に，保育者や教師が子供同士のけんかに対応するときは，けんかをやめさせ，原因やどちらが悪かったかを明らかにし，悪いほうが謝罪し，仲直りすることを目指します．しかし，これはそううまくいきません．明らかに自分に非があると自覚しながらけんかをしている子供はほとんどいません．多くの場合，相手が悪いと考えています．また，事実関係を振り返るにもそれぞれの記憶は本人の主観で歪められています．このような状態で，教師や保育者が理想とする仲直りを短時間で達成することはまずできません．それにもかかわらずあえて謝らせ仲直りさせると，どちらか一方，あるいは両者の恨みや怒りを残すだけです．

　けんかへの対応はとにかく落ち着かせることを目標にすれば良いと思います．けんか自体を叱ることや，どちらがより悪かったかを判定することはやめておくほうが賢明です．指導者がどんなに公正な対応を心がけても，叱られたほうは指導者が相手に味方したと捉えてしまい，下手をすれば相手への怒りが増します．落ち着かせるためには切り離すのが一番です．関係のないこと，できれば良いこと（例：「カマキリがいるよ，そこの茂みに」，「もうすぐお弁当の時間だね．先生，お腹減っちゃった」）を口にしながら二人の間に割って入れば，とりあえず切り離すことができます．場合によってはどちらかにお手伝

いを頼み，その場から連れ出すことも良いと思います．可能であれば介入はできるだけ早く，本格的なけんかになる前に行うほうが楽です．

けんかをしたときに一方，あるいは双方が謝ることを重視する指導者は多いと思います．しかし，私はこういう考え方には懐疑的です．一方的にどちらかが悪いけんかはほとんどないと思います．本人の主観に立てば自分の側に何らかの正当性があるはずです．納得できていない状態で無理やり謝らされても不公平感や相手への怒りが増すだけです．逆に，とにかく謝っておけばさっさと解放されるという安直な態度を身につけるかもしれません．けんかではとにかく落ち着かせ，楽しい時間を再開できることを一番に考えることが建設的だと思います．もちろん，子供たちが自発的に自分の行いを振り返り謝ることがあれば，そのことは大きく取り上げ褒めるべきです．ここで褒める対象は単に謝ったという表面的なことではなく，冷静に自分の行動を振り返り自ら過ちを認めることができたということであり，そのことを具体的に本人に説明しながら褒める必要があります．

普段からけんかの頻度を少なくする工夫も可能です．それは，子供たちが仲良く（そこそこ平和に）遊んでいるときには繰り返し良い言葉をかけてあげることです．例えば，「**お互いに譲り合って偉いね**」，「**きちんとルールを守っているね**」という褒め言葉や，「**楽しそうだね**」，「**今日の絵本の時間はみんな大好きな○○だよ**」などと楽しい話題を伝えると良いと思います．

噛み付くなど絶対に許せないことは，普段の落ち着いている状況で，決してしてはいけないことだと何度か説明しておくべきです．そのうえで，けんかの際に一方がその許せない行動を取ったときはその子を叱るのではなく，全面的に相手の子供に注目します．虫を探すことや別のゲームをすることなど，楽しそうなことを提案しながらその場から連れ出せば良いです．指導者がまったくこちらに注目しなくなるということは非常に落ち着かない状態であり，居心地が悪いものです．問題となる行動を取るとただちに指導者が相手の子供に集中することを繰り返し経験するうちに，無意識のうちにその行動を避けるようになります．なお，攻撃していた側の子供が攻撃をやめれば，たとえふてくされていても相手をしてあげれば良いと思います．

⑫ かんしゃくへの対応

　かんしゃくを起こしやすい子供に対しては，なるべくかんしゃくの頻度を下げる予防的対応が必要です．頻度を下げるためには，子供への言葉かけや，子供から何か話しかけてきたときの返事の第一声はポジティブな言葉を選ぶことが大切です．たとえわがままと思える要求をしてきたとしても，第一声で否定せず，本人がそう願っていること自体は受け止めなければいけません．そのうえで無理なことは無理である理由を説明すれば良いです．例えば，食事の準備を始めないといけないときに，今している遊びをやめたくないと主張する際には，まずその遊びが魅力的であることに共感してみせます（⑥参照）．また，楽しみな活動をやめさせられたり，突然気が進まない活動をするように指示されたりしたときにかんしゃくは起こりやすいものです．あらかじめ，こまめに予定や手順を説明し，切り替えないといけない時間の5〜10分前に予告すると切り替えやすくなります（③，④参照）．

　生活全体が建設的にうまく進んでいるときにはかんしゃくは減ります．つまり，かんしゃくだけの対策を考えるのではなく，生活全体で失敗が減り，楽しめ，自信がもてるようにする工夫が大切です．これは，激しいかんしゃくが非常に多いときにこそ意識すべきことです．高頻度でかんしゃくが起こっているときには得てしてかんしゃく対策がうまくいきません．そういうときにはしばらくかんしゃくが起こることについては諦め，かんしゃくが起きていないときにできることや楽しめることが増えるような援助をすることを指導者に勧めましょう．建設的な活動が増えるにつれて，いつの間にかかんしゃくが減ってくることはよくあることです．

　かんしゃくが生じている最中の対応を説明します．ちょっとしたかんしゃくなら，それは表現しようという気持ちの表れと捉え，どのような言葉が使えるか教えてあげれば良いと思います．しかし，激しいかんしゃくが起こっているときは差し迫った危険や特殊な事情がない限り何もしないことが原則です．叱ったり，説得したりしても一層興奮します．また，かんしゃくを起こしてから要求を通すと，かんしゃくが要求を通す手段として学習されてしまいます．そうなると，かんしゃくが一層増加する可能性があります．危険がないことだ

け確認し，収まるまで放っておきます．落ち着いてきたら本人の主張をゆっくりと聞いてあげることも大切です．

　収まるまで放っておくことが原則だとしても，あまりにもかんしゃくがひどいときにはどうしても相手をしたくなるのが人情です．泣き叫ぶ子供をただじっと見ていることがつらい場合は，程度が軽くなるときにだけ相手をするという方法があります．かんしゃくやパニックは，その強さに波があります．興奮の程度が最高になると，その10〜20秒後には弱くなり始めるということを繰り返します．ピークを超えて程度が軽くなり始めたときを狙って，要求を叶えてあげたりあやしてあげたりするのです．かんしゃくが強くなる一方のときやピークに達しているときにあやすことを繰り返すと，ますますかんしゃくがひどくなりかねません．ところが，かんしゃくの程度が弱まりだしたときに限って相手をすると，長期的にはかんしゃくの程度が軽くなっていきます．

⑬ 課題を分割する，減らす

　注意欠如多動症をはじめ不注意症状を伴う子供たちは，気の進まない課題に取り組まねばならないときに課題量がひどく多いと感じてしまいがちです．そのため，なかなか手をつけられないことがよくあります．そういうときは課題を分割して合間に休憩させ，楽しみを用意しておくことで課題に取り組みやすくなることがあります．分割された課題が終了するごとに褒めたりお礼を言ったりすることも大切です．このような工夫をしても課題をやり遂げることが困難な場合や，無理に課題に取り組ませると遊ぶ時間がなくなってしまうときは，課題の総量がその子供にとって適正な量をはるかに超えています．そういうときは課題の全体量を思い切って減らすべきです．

　量であれ難易度であれ，そもそも求められることのハードルが高すぎるとなかなか達成感が得られません．それにもかかわらず頑張らせ続けると，ストレスがたまる一方になります．逆に，課題として与えておきながらできないままの状態を放置すると，次第に自信を失います．背伸びをさせすぎないように課題の難易度を低めに抑える配慮が必要です．少し頑張れば達成可能なレベルから開始します．そして，できていることを確認しながらスモールステップで難易度を上げることが原則です．さまざまな活動において「できた」，「わかっ

た」，「楽しかった」と感じられる成功体験を増やすことを通じて子供が自信を高められることを目指すのです．一般的に指導者はつい高みを目指しがちです．そのことを自覚させ，ブレーキをかけることも医師の役割かもしれません．

⑭ さまざまな可能性を言葉で説明する

　特に自閉スペクトラム症を伴う子供にいえることですが，何らかの発達障害を有する子供たちの多くで先の見通しが悪いことがよくあります．今までの経緯や周囲の状況，あるいは世間で一般的に生じていることなどの多くの情報を背景に，物事がこの先どのように展開していくかを読むことが下手なのです．そのため，何かがうまくいかない現実があるときに明るい将来を想像できなくなることがよくあります．はたから見れば大したことではないようにみえても，本人の心の中では二度と回復できない不幸な事態と受け止めていることがあります．物事はさまざまな方向に展開する可能性があります．予想通りに進むこともあれば少し期待はずれになることもあります．しかし，がっかりせずに取り組み続けるとよい結果が待っている可能性が高いことを，繰り返し言葉や文章で伝える必要があります．同じ言葉や文章で繰り返し説明されることで多様な未来の存在や，嫌な状況に陥ってもその後から良いことが起こり得るということを受け入れやすくなります．このことに関してより具体的なことを知りたいと思われる方は，ソーシャルストーリーに関する書籍を読むことをお勧めします[1]．

　一面的な価値観をもちやすい子供は，失敗することや負けることを極端に恐れたりすることがあります．一見失敗したように思えることでも，周囲の人はその取り組みを高く評価していることがあるなど，多面的な見方を言葉や文章で明確に教えていく必要があります．日常生活やアニメを見ている中で失敗した人や負けた人を目にしたとき，失敗したり負けたりしても我慢していることや，あらためて挑戦しようとしていることの偉さや格好良さを言葉にして取り上げていくこともよいことではないかと思います．

　人は自分が常識と感じていることについて他者も理解できていると思いがちです．そのため，「言わなくてもわかることだ」と考えてしまうことが多いのです．しかし，物事を多面的にみることが難しい子供たちや先の見通しをつけ

にくい子供たちにとっては，さまざまな可能性や考え方を言葉ではっきりと説明される機会が必要なのです．

⑮ 知能の高い子供

ときに，極めて知能の高い子供がいます．厳密な定義があるわけではありませんが，知能検査でIQが130〜140を超えるような子供です．知能が高いと聞けば良いことのように感じるかもしれませんが，意外にそうではありません．このような子供たちは平均的な子供集団の中で暮らしていくことにかなりストレスを感じることが多いのです．知能が高い子供が自閉スペクトラム症や注意欠如多動症の特徴を有することもしばしばあり，このようなときはひときわ暮らしづらさが増しやすく，特別な配慮が必要です．ここではそのような子供たちへの日常の配慮の要点を整理します．ただし，客観的な根拠がある話ではありません．あくまで経験の中でまとまってきた，少なくともこの程度に考えても良いのではないかという私個人の考えを記述しています．知能が著しく高い子供への支援については客観的な知見の蓄積はまだ不十分なようです．まとまった記述のある成書も乏しいです[*1]．知能が高い子供に接するとき，指導者は大人としての器を問われているつもりで接し方を考えることが必要です．

まず，何事もきちんと説明する必要があります．情緒的に説明するのではなく理屈の通った論理的な説明をし，その中で本人の納得を引き出すということが重要です．強引に力でねじ伏せるような指導方法は論外といえます．一見不適切あるいは理不尽な言動でも，本人なりの理屈がある場合が多いと考えましょう．こういうときに一方的に押さえつけるような指導をすると，長期的な成果が期待できないばかりか，かえって問題行動が増加する可能性があります．本人の頭にある理屈を丁寧に聞き出し，その中のもっともな部分の正しさを認めるとともに，修正すべきことはなぜ修正すべきなのかを理を尽くして説

---

*1：私自身が把握しているものでは以下のようなものがあります．
・J.T.ウェブ，E.R.アメンド，P.ベルジャン，他：ギフティッド その誤診と重複診断．心理・医療・教育の現場から．角谷詩織，榊原洋一（監）．北大路書房，2019．
・松村暢隆：2E教育の理解と実践．発達障害児の才能を活かす．金子書房，2018．
・片桐正敏，小泉雅彦，日高茂暢，他：ギフテッドの個性を知り，伸ばす方法．小学館，2021．

明する必要があります。

　日々の活動に退屈させない工夫が必要です。集団での活動をすべてその子供に合わせて組む必要はありませんが、他の子供とまったく同じ課題を与え続けると本人にとっては無為な時間を過ごすことになりやすいです。全体の活動に関連付けながらでも本人が興味をもち、取り組む意義を感じる課題を随時用意する必要があります。ときには先生の助手をしてもらったり、課題の理解が難しい子供のサポートをお願いしたりすると良いこともあります。ただ、特定の子供の世話を当然のように押しつけることがないように注意する必要があります。

　習っていない知識を披露したり習っていない解法で問題を解いたりしたときにそれを非難することは避けなければいけません。むしろ、その知的好奇心を讃えるべきです。授業の流れの都合があれば常にその場で時間をかけて付き合う必要はありませんが、可能な限り別の時間をとり本人の意見や考えを聞き取り吟味し、正しい考えについては正当に評価するべきです。指導者は子供の考えや意見の正誤を学問的に認められる根拠に基づいて判断し説明すべきであり、学問的には間違っていないことを指導の方便で間違いと告げるようなことは決してすべきではありません。例えば、習っていない漢字で書いたときに間違いとしてはいけません。

　また、高い能力と、それとは不釣り合いに幼い面が共存していることを十分に意識する必要があります。本人の知的レベルとは整合性の欠けた幼い考え方や振る舞い方しかできない面を非難すべきではありませんし、高い能力に対してはそれに見合った敬意を表する必要があります。特に、社会性に関して未熟なことがよくあります。ずけずけと指導者の間違いを指摘することも多いかもしれません。その場合の最適解は、指導者が素直に誤りを認めることです。運動や手先の使い方が未熟なことも珍しくないと思います。

　まだまだ人生経験が乏しいわけですから、視野が狭く、考え方に多様性がないことが多いと思います。人の考え方、感じ方、境遇、生活、物事がうまくいくかどうかや予定通りに物事が進むかどうかなど、さまざまな面で世界は多様であることに少しずつ気づかせる必要があります。そのためには、興味をもてるものからで良いので本を読む習慣を促し、読書体験を広げていくことが役に立つかもしれません。

子供同士で一体となることを強制しないように注意しましょう．他者に対して礼儀正しく接することは求めるべきですが，他者と仲良くする必要は必ずしもありません．その子供によって感じ方は多様ですが，知能が高い子供は往々にして同年代の子供の活動に退屈しがちです．同年齢の子供たちの遊びに無理に合わせるよりも，自分の知的好奇心に基づいた活動をしたいと考えることを自然なことと認める必要があります．また，興味のある活動や分野を軸に世代を超えた人間関係を構築できる場があると望ましいと考えます．例えば，音楽が好きなら大人と一緒に演奏できるオーケストラや合唱団に参加すると良いと思います．子供だからといって子供だけの閉じた世界にとどまらせる必要はありません．

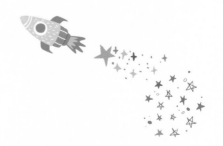

コラム　目的合理的行為と価値合理的行為

　衒学的という言葉があります．あまり日常使われる表現ではありません
が，辞書を引けば「学問のあることをひけらかすさま」と説明されていま
す．ともすればさして深くは理解していない小難しげな言葉遣いをする人
のことです．実は，私も衒学的なところがあり，好んで難しげな言葉を使
う傾向が強いのです．言葉の背景まで十分に理解したうえで使うなら良い
のですが，つい先ほど仕入れたばかりの言葉を付け焼き刃で用いることも
しばしばです．ただ，幸か不幸か記憶力が極めて悪いため，仕入れた言葉
をすぐに忘れてしまいます．そのため，実生活では知ったかぶりの言葉遣
いがある程度抑制されています．10年以上前に，衒学的な私が飛びつい
た言葉があります．それは19世紀から20世紀初頭に活躍した社会学者で
あるマックス・ヴェーバーが唱えた「目的合理的行為」と「価値合理的行
為」です．もう，「マックス・ヴェーバーがね，」と口にするだけで格好良
いではないですか．とはいえ，私が注目した理由は「ヴェーバーがね，目
的合理的行為と価値合理的行為という概念を述べていてね，」とか口にし
たい，ということだけではありません．日々の生活の中でかねてから疑問
に思っていた現象を記述しているように思えたからです．

　私は若い頃から，人が何か行動を起こすときは何らかの目的があり，そ
の目的を達成するために最善と思われる行動を取るものだと思っていまし
た．ところが，世の中を見ていると必ずしもそうではありません．目的を
達成するためにはどうみても効果的ではない行動を進んで選ぶ人が多いの
です．感情的に振る舞っているなら理解できるのですが，極めて冷静に効
果を期待できない行動を取りがちな人々を稀ならず目撃します．こういう
人たちの中には，「今までこうしてきた」からという理由だけで行動を決
めている人がいます．要するに何も考えず，新しいことに手をつけようと
せず，同じ振る舞いを延々と繰り返す人たちです．このタイプよりもさら
に不思議な人たちは，冷静に考えたうえで効果の乏しい，ときには逆効果
とも思える行動に打って出る人々です．観察しているうちに何となくわ

かってきたことがあります．このような人たちが行動を選択する際はどうも「良いこと」だからということが根拠となっているようです．何が良いのかというと，もちろん目的が良いことという前提もあります．しかしそれだけではなく，行動自体，すなわち方法が良いということが非常に大きな根拠となっているように見えます．そして，その行動が目的を達成することにどのくらい役に立つのかということをほとんど問わないのです．例えば，勤労に汗を流すことは「良いこと」だから働きなさいという考え方です．そして，あえて目的を問えば将来の幸せのためとか社会貢献につながるとか，非常に曖昧な答えしか出てきません．私なら，自分が豊かになるわけではないし社会が豊かになるわけでもない，誰一人救われないような仕事をするくらいなら，仕事を放り出して遊んだほうがマシだと考えます．しかし，この考えが通用しないのです．

「今までこうしてきた」や「良いこと」を根拠にして行動を決定する人たちはかなり手強いことが多いです．何かをする以上は目的を明確にするべきであることを訴え，目的達成のために合理的な行動を選択すべきということを説いてもなかなか耳を貸してくれません．単なる変わり者などではなく，「今までこうしてきた」や「良いこと」を根拠にする人たちは驚くほど多いです．むしろ，目的を達成する可能性の高さを吟味して行動を選択する人よりもよほど多いかもしれないということに次第に気づくようになりました．なぜそのような行動原理の人が多いのだろうかと疑問が膨らむ中で，前述のマックス・ヴェーバーの言葉に出会ったのです．

ヴェーバーは「社会学の根本概念」という書籍の中で，社会的行為は次に示す四つの種類に区別できると説いています[1]．

（一）目的合理的行為．これは，外界の事物の行動および他の人間の行動について或る予想を持ち，この予想を，結果として合理的に追求され考慮される自分の目的のために条件や手段として利用するような行為である．

（二）価値合理的行為．これは，或る行動の独自の絶対的価値──倫理的，美的，宗教的，その他の──そのものへの，結果を度外視した，意識的な信仰による行為である．

（三）感情的，特にエモーショナルな行為．これは直接の感情や気分による行為である．

（四）伝統的行為．身についた習慣による行為である．

　これを読んだとき，私が常々悩んでいた人の振る舞い方の類型にすでに名前が付いていることに驚きました．特に，目的合理的行為は基本的に私が意識している振る舞い方であり，価値合理的行為は私が謎に感じ，理解に苦しんできた他者の行動パターンです．ヴェーバーは，価値合理的行為の意味は行為の結果ではなく行為そのものであり，そういう意味では感情的行為と共通しているとも述べています．つまり，善を為すという究極的な目的はあるが，その行為によって直接もたらされることを期待する具体的目的に欠けているのです．このことは，「良いこと」を根拠に行動する人たちの目的意識の乏しさに一致します．

　さて，発達障害児の支援に関わっているとつくづく感じることがあります．それは，保育者や教師は実に粘り強く熱意をもって子供たちの指導に取り組む人が多いということです．その一方で，具体的な目的意識が希薄だということもよく感じます．良いとされていることをひたすら実行する人や，決まっていることだからするという人が多いという印象を受けます．ヴェーバーに倣って言えば，価値合理的行為や伝統的行為の色が極めて濃いのです．そして，現状を分析したうえで短期中期的な具体的目的を

設定することが少ないように感じます．能力や行動パターンが似たり寄っ
たりの子供だけの集団を指導するときはそれでも良いかもしれません．し
かし，発達障害児は平均的な子供からかなりずれた部分の多い子供たちで
す．個々の子供の現状を把握したうえで次に何を身につけることが本人の
QOL を高めるのかを熟慮し，具体的目的を設定するというステップがどう
しても必要になります．そして，その目的を達成するための合理的な方法
を選択せねばならないでしょう．どの子供にとっても目的合理的な指導が
理想だと思うのですが，とりわけ発達障害を有する子供たちの指導には目
的合理性が欠かせないのではないかと思います．

文　献

1）マックス・ヴェーバー：社会学の根本概念．清水幾太郎（訳），岩波書店，1972．

コラム　　　指示は率直に

　私は発達障害の子供たちを対象に診療していますので，保育者・教師と接する機会が結構あります．私が個人的に知っている限りでは，保育者や教師は子供に「自分で考えさせる」ことを重視しています．そして，そのことが顕著に現れるのは何かを指示するときです．多くの保育者や教師はしてほしい行動を端的に指示するのではなく，今何をすべきかと質問するのです．おそらく，保育者や教師の養成過程でそういう教育をみっちりしているはずです．

　なぜそう考えるかといえば，経験的な根拠があります．私は平成最後の12年間，私立大学の保育士・教師養成課程で教員をしていました．似つかわしくもないのですが，教育者だったのです．その頃，講義で注意欠如多動症への対応を説明する際に，L. J. フィフナーさんの「こうすればうまくいく ADHD をもつ子の学校生活」（中央法規出版，2000）を下敷きにした内容を話していました．その中に，指示の出し方として「平叙文を用い，疑問文は用いない」という項目があったのですが，毎年必ず学生からなぜ疑問文を用いてはいけないのか，子供に考えさせないといけないのではないか，と怪訝そうに質問を受けたのです．それはもう見事なくらい判で押したように毎年同じ質問を受けました．だから，これはかなり力を入れて指導されているポイントなのだなとわかったのです．

　時代はすでに令和になっていますが，相変わらず私は子供に何かを指示するときに質問の形にすることが良いことだとは思っていません．「そんなことをして良いと思っているの？」などとわかりきったことを質問の形にして強い非難の意味をもたせている場合などは論外ですが，そのような感情的な意味をもたせない場合でも，指示をするときに質問の形にすることは良いことだとは思えません．

　まず，質問には必然的に「答えなさい」という指示が含まれます．目的の行動を促すだけではなく別の指示が重複するのです．もっと問題なのは，何かを指示するときに質問の形を取ることは単に必要な行動を促すの

ではなく「私が何をしてほしいと思っているのかを当てなさい」と命令していることになります．これは，単純に次の行動を指示することよりもはるかに負荷の高い作業であり子供を緊張させます．質問に対して考えたことを率直に伝えれば済む話ではないのです．質問する側はすでに答えをもっています．子供はそれを当てなければなりません．これは要領の悪い子供や，人の気持ちや文脈を察することが苦手な子供たちにはかなりハードルが高いことです．四苦八苦して考えたことを相手に伝えても，相手の考える正解にならなければただちに否定されます．こんなことを繰り返して考える力がつくとは思えません．多くの人が期待する「正解」のコレクションをより多く身につけようとするだけです．

　考えることを強制されたときに考えつくことはそれほど多くはありません．本当に物事を考える癖をつけさせたいのであれば，自発的に考えたくなる状況をいかに増やすかということが重要なのではないでしょうか．その筆頭は，好きなことや面白いと思うことに没頭する時間を増やすことだと思います．好きなことや面白いことは，人から強制されなくても詳しく知りたくなりますし，そのことにもっと精通し熟達するためにはどうすれば良いのだろうかと考えを巡らすはずです．わからないことがあればなぜだろうと自然に考えます．勉強はつらくてもするべきものである，と主張したい大人は多いと思います．しかし，おそらく勉強に真剣に取り組む子供の多くは勉強を面白いと思えた経験があるのではないでしょうか．勉強は義務だからと勉強に張り切る子は，仮にいたとしても少数ではないかと思います．

　もう一つ重要そうなことは，考えたことをためらいなく表出できるようにすることではないでしょうか．思考は頭の中だけで深まることはありません．何らかの形で表現し，それに対する外部からの反応を得てこそ精緻化できます．考えるということは表現するということとほとんど同等なのではないかという気さえします．子供に臆することなく考えを表明しても

らいたければ，最も重要なことは子供が何を口にしても即座に否定しないということです．たとえ倫理的に不適切な意見を口にしても，まずはそういうふうに考えるんだ，よく説明してくれたと感謝しながら耳を傾ける態度が必要だと思います．

　人から「考えなさい」と言われて考えられる程度のことは浅いです．自分で考える子供を本当に育てたいのなら，子供に接するあらゆる瞬間に何かに興味をもたせ，面白がらせ，意見を口にさせるように促す指導者のスキルが問われるのではないでしょうか．

3 付け焼き刃の応用行動分析

　応用行動分析（Applied Behavior Analysis：ABA）とは心理学の一分野です．B.F.スキナーによって体系化された行動分析学を，人間の実生活の中での問題解決に応用しようとする学問です．もう少し具体的にいえば，個人の生活の支障となるような問題行動を減らし，建設的な生活につながる適応行動を増やすことを目指すものです．ごく基礎的なことを知っておくだけでも発達障害の臨床ではとても役に立ちます．日常生活の中で子供がみせる不適応的な行動がどういうメカニズムで生じるのかを推測できることが増えますし，ではどうすれば良いかという対処法を，根拠をもって考えられることが多くなります．

　第3章―2　基本的考え方と対応のヒント（p.106）にも応用行動分析で説明できるものが多くあります．

　応用行動分析は，さまざまな先進的な自閉症児の早期療育方法の基盤にもなっています．そのため，応用行動分析といえば一つの自閉症療育の方法論だと勘違いされている方もいます．しかし，応用行動分析は一学問分野であり，特定の療育方法を示す言葉ではありません．全面的に，あるいは部分的に応用行動分析をベースとした療育方法がいろいろ提案されています*2．子供の療育だけではありません．最近必要性が強調されているペアレントトレーニング*3でも，そのベースには応用行動分析の理論があります．ペアレントトレーニングの内容を知り，その理論的基盤を理解しておくと，家族や教師への助言に応用できます．

　応用行動分析は非常に精緻な理論体系をもつ心理学の一分野ですから，私のような心理学の非専門家が簡単に解説できるようなものではありません．しか

---

*2：ここではいくつかの名称だけを紹介いたします．
　★Early Intensive Behavioral Intervention（EIBI）
　★Pivotal Response Treatment（PRT）
　★Joint Attention, Symbolic Play, Engagement and Regulation（JASPER）
　★フリー・オペラント法

し，発達障害の臨床をするとき，前述のように応用行動分析の知識は非常に役に立ちます．医師だけではなく，発達障害児・者の支援を職業とする人々にとっても，最も勉強すべきことの筆頭にあげても良いのではないかと思います．そこで，私の身の丈を超えるという自覚はありますが，ここからは応用行動分析の解説をしてみたいと思います．ほんのさわり程度のことしか説明できませんが，もしここからの内容を読んで応用行動分析に興味をもってくださったのなら，さまざまな入門者向けの書籍*4がありますので，より深く勉強するきっかけにしていただけると嬉しいです．

⭐Ⓐ 行動とは

　応用行動分析はその名前が示す通り，人の行動を扱います．ある行動が出現する機構を推測し，その行動を増やす／減らす方法を考えます．したがって，そもそも行動とは何かということが問題になります．これが結構難しいのです．国語辞書的には何らかの意図に基づいた体の動きを指すことが普通です．しかし，応用行動分析ではもっと広いものを含めます．例えば意図に基づくかどうかを問いませんし，腺（唾液腺など）の動きも含めます．「観察や測定可能な個体の行為」と定義されていることもあります．臨床場面で便利な定義としては，「死人にできないすべてのこと」というものがあります．物騒な表現

---

*3：関連のある書籍やwebサイトのURLをお示しします．
　★シンシア・ウィッタム：読んで学べるADHDのペアレントトレーニング．むずかしい子にやさしい子育て．上林靖子，中田洋二郎，藤井和子，他（訳），明石書店，2002．
　★加茂登志子：1日5分で親子関係が変わる！育児が楽になる！PCITから学ぶ子育て．小学館，2020．
　★一般社団法人CARE—Japan CARE（Child-Adult Relationship Enhancement）：子どもと大人の絆を深めるプログラム．〈https://www.care-japan.org〉（2024年6月アクセス）
*4：私が読んだ本を紹介しておきます．ここから書くことは，ほとんどこれらの本を参考にしています．最近は他にもさまざまな書籍が出版されています．
　★P.A. アルバート，A.C. トルートマン：はじめての応用行動分析　日本語版第2版．佐久間徹，谷晋二，大野裕史（訳），二瓶社，2004．
　★杉山尚子，島宗理，佐藤方哉，他：行動分析学入門．産業図書，1998．
　　※2023年に，第2版が出版されています．
　★小野浩一：行動の基礎．豊かな人間理解のために．培風館，2005．
　　※上の2冊と異なり，行動理論の基礎的な説明をしています．頭が整理されます．2016年に改訂版が出版されています．

に感じられるかもしれませんが，これは現実の問題解決の場面で有用な考え方です．分析や操作の対象として何を選ぶかを考えるとき，死人にもできることは行動ではないので対象から外します．これを死人テストということがあります．例えば，相手の言葉を聞き取ることや課題に取り組むことは死人にはできませんから行動ですが，喋らないことや悪さをしないことは死人にもできますので，行動とは考えません．

　なお，行動が観察可能で測定可能であることを応用行動分析では重視します．実際に行動を分析するときでも介入するときでも，行動を測定し数値化（例：回数，持続時間）することが原則です．これは臨床の場では難しいことも多いのですが，常に意識しておくべき点です．

⭐Ⓑ 行動と環境

　行動はすべて環境との相互作用の中で出現します．例えば，おにぎりを食べるという行動は手が届くところにおにぎりがあるという状況で出現します．長らく食事をとっていないときにはおにぎりを複数食べるかもしれませんし，フランス料理のフルコースを食べた直後ではおにぎりを食べないかもしれません．交通量の多い広い道路を横断するという行動は，横断歩道と信号機があり，信号機が青く光るときに生じやすくなるかもしれません．ある行動が出現しやすいかどうか，いつ出現するか，増えていくか減っていくか，こういったことは環境との兼ね合いで決まってきます．

　環境がどのように行動と関わるかということについてはいくつかの種類がありそうです．まず，行動の出現頻度に関わる環境があります．例えば，朝から何も食べていなければおにぎりを食べるという行動は増加しやすいですし，逆に上にも書いたようにフランス料理のフルコースを食べた直後ならおにぎりを食べるという行動が出現する確率は減ります．次に，行動を起こすきっかけとなる環境があります．ふと目を向けるとそこにおにぎりがあれば，それをきっかけにおにぎりを食べるかもしれません．この場合は絶対食べるとは限りません．きっかけとなる環境には必ず特定の行動を引き起こすものもあります．例えば，お茶を淹れようと思いポットから急須にお湯を注ぐときにお湯が手にか

かったら，反射的にお湯がかかった手を引っ込めます．この場合は，お湯がかかるというきっかけは必ず手を引っ込めるという行動を引き出します.

　以上のような「出現頻度に関わる環境」と「行動のきっかけとなる環境」は行動よりも先行します．これらの環境を先行事象（先行刺激）と呼びます．先行事象とは異なり，行動が出現することに伴って生じる行動出現後の環境の変化があります．その環境の変化が行動自体に影響することもあります．このような，「行動の後に生じる環境変化」を後続事象（後続刺激）と呼びます.

⭐C レスポンデント行動とオペラント行動

　行動は2種類に分けることができます．これは人でも犬でも鳥でもいえることです．2種類の行動にはレスポンデント行動とオペラント行動という名前がつけられています.

　レスポンデント行動は環境の変化（刺激）によって必ず誘発される行動です．例えば，針を刺されると手を引っ込めるとか，レモンを齧ると唾液が増えるというようなものです．唾液といえば，パブロフの犬のことは多くの人がご存知だと思います．犬に餌を与えると唾液の分泌が増えます．いつもベルを鳴らすとともに餌を与えることを繰り返していると，そのうちベルを鳴らすだけで唾液分泌が増えることをパブロフは発見しました．この実験において，唾液が分泌されることがレスポンデント行動です．そして，餌を食べる際に唾液が増えることは生得性のレスポンデント行動，ベルを鳴らすと唾液が増えることは学習性のレスポンデント行動と呼びます.

　オペラント行動は，後続事象によってその行動が生じる頻度（生起頻度）が変化する行動です．オペラント行動はすべて学習性です．オペラント行動と後続事象との関係は一対一対応をしません．あくまで生起頻度が変化するだけです．この点が，先行事象によって必ず誘発されるレスポンデント行動と違う点です．人の社会的な行動の大半はオペラント行動です．そして，応用行動分析を発達障害児支援に応用するときに対象とする行動は主としてオペラント行動です．例えば，友達がおもちゃを貸してと言う（先行事象）→おもちゃを貸してあげる（行動）→親や保育者に褒められる（後続事象）→褒められたことに

より，その後も友達におもちゃを貸してあげることが増える．この場合，友達
におもちゃを貸してあげる行動はオペラント行動です．

Ⓓ 強化と弱化

　オペラント行動は，後続事象によってその行動の生起頻度が変化すると説明
しました．ある行動の後に何らかの環境の変化が起こるとき，その行動と環境
の変化の関係を随伴性といいます．まったくの偶然の現象で，続いて起こるこ
とは一回限りかもしれません．逆に，その行動の後には繰り返し同じ環境変化
が随伴するかもしれません．オペラント行動では，後続事象が提示されるとそ
の行動が増加するとき（生起頻度が高くなるとき）に，その行動が強化された
と表現します．このときに行動の生起確率を上昇させる後続事象を強化子（正
の強化子）と呼びます．逆に，後続事象が提示されると行動が減少していくと
きはその行動が弱化（罰）されたと表現します．そして，そのときの後続事象
を弱化子（正の弱化子）あるいは罰子と呼びます．行動分析学の専門家は弱化
と弱化子という言葉よりも罰と罰子を使うことのほうが多いらしいのですが，
私のような非専門家同士で話すときは「罰」という言葉につい余計なイメージ
をもってしまいます．そのため，私は弱化と弱化子を用いるようにしていま
す．研究者によっては強化子を好子，弱化子を嫌子と呼ぶこともあります．

　少しややこしい話をします．すぐにピンと来なくてもあまり気にしなくて良
いと思います．行動が強化されるには，二つのケースが考えられます．一つ
は，行動の後にある刺激が提示されることで行動の生起頻度が増加する場合で
す．これを正の強化と称し，このときに提示された後続事象は正の強化子で
す．もう一つは，今まで行動に伴っていた後続事象を除去することで行動の生
起頻度が増加する場合です．これを負の強化と呼びます．そして，取り除かれ
ることで行動が増える後続事象を負の強化子と呼びます．通常，負の強化子は
本人に対して嫌悪を与える刺激です．

　同じように，弱化にも二つのパターンが考えられます．まず，ある行動の後
に特定の刺激が提示されることで以後の行動の生起頻度が減少するときに，正
の弱化と称します．そして，そのときに提示された後続事象を正の弱化子と呼

びます．次に，今までその行動に伴っていた後続事象を除去することによって行動の生起頻度が低下する場合があります．この状況を負の弱化と称し，除去された後続事象を負の弱化子と呼びます（**図5**）．

　通常，行動の強化子となるものはその人にとって良い価値をもつものが多いです．わかりやすい例をあげましょう．子供が食事の前に「いただきます」と言えばすぐに「きちんといただきますが言えて偉いね」と褒められると，「いただきます」と言う行動が増えていきます．この例では，「いただきます」と口にする行動は褒めることで強化され，褒めることが強化子になっています．逆に，行動の弱化子になるものはその人にとって嫌悪刺激であることが多いです．子供が何かをしたときにこっぴどく叱られて同じことは二度としなくなった，という状況があったときは，叱られることが弱化子となっています．

　褒めることが強化子になり，叱られることが弱化子になっていることはわかりやすいです．しかし，わかりにくい強化子や弱化子もあります．例えば，お母さんが繰り返し叱っても子供が同じ行動を繰り返すことがあります．この場合，お母さんが叱ることが強化子になっている可能性があります．叱られることは子供にとって嬉しいことではありません．しかし，通常大事な人からの注目は強力な強化子になりやすいのです．叱られるときはお母さんの注目を一身に集めているときでもありますから，子供本人は意識していなくてもその叱られることが行動の強化子になっているのです．逆に，本人にとって好ましい刺激でも強化子にならないことがあります．結局，行動の後に生じた環境変化が

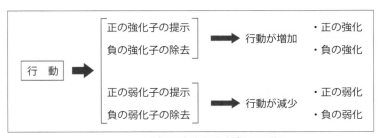

図5　2種類の強化と2種類の弱化

オペラント行動では，後続事象の提示あるいは除去により，図のように行動が増加あるいは減少する．

強化子あるいは弱化子なのかどうかは，その後の行動の生起頻度の変化を確認して初めてわかるのです．つまり，後続事象がもともともっている価値では強化子（または弱化子）になるかどうかはわかりません．行動の後に提示したときに，生起頻度が増えていけば強化子ですし，減少すれば弱化子です．これは，一般の人にはなかなか理解しにくいことです．

　強化と弱化に関連して，消去という概念があります．今まで行動を維持していた強化子が提示されなくなると，次第にその行動は減少し，やがて強化子が提示されだす以前のレベルの頻度になります．このことを消去と称します．消去手続きを行うと，直後に急激に対象の行動が増加し，強度も増すことがあります．これは消去バーストと呼ばれる変化です．また，消去バーストに伴って攻撃行動が増加することがあります（消去誘発性攻撃行動）．これは，問題行動への対応において意識すべき点です．かんしゃくや暴力などの問題行動に対処するときに最も基本となることは，その行動を維持している強化子を取り除くことです．例えば，かんしゃくを起こしてもなだめたりあやしたりなどの注目を与えないようにします．問題行動が出現しても無視をするのです．こうすることで将来的にかんしゃくは減ります．しかし，かんしゃくを無視しだすと消去バーストにより一過性にかんしゃくがひどくなったり暴力的になったりすることがあります．こうなると多くの親は根負けしてなだめようとし，その結果，一層かんしゃくが増えていきます[*5]．

　多くの親や教師・保育者は子供の行動を変えるときや何かを学習させようと考えたときに，弱化子（罰子）になりそうな手段を選びがちです．その筆頭は叱ることや「（日常用語としての）罰」を与えることです．ところが，いわゆる「罰」を用いて子供の行動を制御しようとするとうまくいかないことが多いです．前述した，お母さんが繰り返し叱っても減らない問題行動の例のように，「罰」が強化子として作用することがしばしばあります．また，「罰」を多用する強圧的な指導は，長期的には子供の問題行動や情緒の問題を増やしやすいことがわかっています．したがって，子供を育てたり指導したりするときに

[*5]：実は，行動が生じるたびにコンスタントに強化されているときよりも，不規則に強化されているときのほうが行動はより強く強化されます．そのため，中途半端に無視をした後に根負けしてあやしてしまうと，一層頑固にかんしゃくを起こすようになります．

は原則として弱化することは考えず，強化子を操作することによる強化と消去を組み合わせることが安全です[*6]．つまり，適切な行動に強化子を与え，不適切な行動には強化子を与えないことを組み合わせることで，子供に適切な振る舞いを学習させるのです．P.106（第3章―2　基本的考え方と対応のヒント）に記載した項目には，強化子の操作という観点で読んでいただけるとわかりやすいものが多いです．

Ｅ　二つの先行事象

　図6に示しますように，行動は行動を起こす前の環境変化（先行事象）と行動を起こした後の環境変化（後続事象）に挟まれています．先行事象には二種類あります．一つは行動のきっかけにはなりませんが，行動の頻度を変えたり

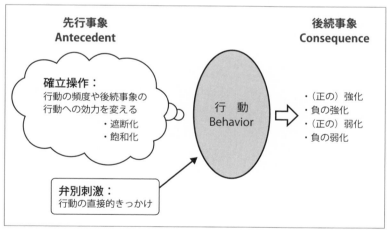

図6　先行事象，行動，後続事象
先行事象には確立操作と弁別刺激がある．後続事象の，その後の行動への影響から正の強化，負の強化，正の弱化，負の弱化の四種類の随伴性が考えられる．

＊6：これに関連して，行動分析学を構築したスキナーは罰なき社会を目指すべきと主張しています．
　　・Ｂ・Ｆ・スキナー：罰なき社会．Japanese Journal of Behavior Analysis, 5 (2)：87-106, 1990.

後続事象の強化子や弱化子としての効力を変えたりするもので，確立操作と呼ばれています．確立操作には遮断化と飽和化があります．もう一つの先行事象は行動の直接的きっかけになる環境変化であり，弁別刺激と呼ばれます．信号が青になれば道路を横断する場合，「青信号」が横断するという行動の弁別刺激です．先行事象の一つである弁別刺激と行動と後続事象の三つの組み合わせは三項随伴性と名付けられています．

　具体的な例をお示しします．長時間何も口にせず炎天下を歩き続けているときに水道の蛇口を見つけたり，ミネラルウォーターの販売機を目にしたりすると，水を飲むという行動が増加します．この例での「長時間何も口にせず炎天下を歩き続けているとき」は確立操作の遮断化です．そして，水道の蛇口やミネラルウォーターの販売機が現れることが弁別刺激です．もしもつい先ほど嫌というほど水を飲んだ後であり，涼しい部屋の中で静かに過ごしているときなら，水道の蛇口やミネラルウォーターを目にしても水を飲む行動は増加しないでしょう．この状態が飽和化です．

Ｆ　子供の支援に活かすには

　思いっきり単純にいうと，応用行動分析は特定の行動を増やす要因や減らす要因を操作することで，その行動を増やしたり減らしたりすることを目指します．ここまでの説明を読んでいただければおわかりと思いますが，行動を増やしたり減らしたりする要因とは先行事象と後続事象です．特にオペラント行動では後続事象が重要です．どちらも行動する本人自体ではなく，その人を取り巻く環境の変化であることに注目してください．つまり，子供の環境に手を入れることで子供の行動を変化させるのです．

　通常，人の行動に変化を期待するときにはその人の心を動かすことが必要だと考える人は多いと思います．何かの行動を取らせようとするなら，目標をもつように諭したり，意欲をもつように鼓舞したりします．何か不適切な行動をやめさせるためには叱責し，反省させようとします．心に働きかけることに意味がないとは言いませんが，これらの心に働きかけるアプローチが実際にどの程度有効なのかは明確ではありません．それに対して，人間においても行動理

論に基づく行動の変化は客観的に確認されています．われわれは自分で思っているよりも環境によって行動が決まっていることが多く，長い年月にわたる環境からの影響の積み重ねが現在の行動を決めている面が大きいようです．心か環境かという問題は突き詰めると人に自由意志はあるのかという哲学的な問題に発展しますので，ここで深く論じるだけの力は私にはありません．ただ，子供に何かを学び身につけてもらおうとするときに，伝統的な心に働きかけるアプローチでうまくいかない場合は，新たな観点として環境との相互作用を重視する行動理論にヒントを求めてみても良いのではないでしょうか．

　行動のことを考えるとき，特に何か適切な行動を増やしたいときには行動レパートリーという言葉を意識すると良いと思います．これは，ある個人ができるすべての行動を意味します．私たちは何かが「できる」，「できない」と考えるときに，知能や運動能力など能力によって決まると考えがちです．確かにできるかできないかは能力によって制約されますが，能力だけがすべてを決めるわけではありません．仮に能力的にはできそうでも，個人個人にはそれぞれできない行動があります．女性と付き合ったことがない青年にとって，好きな人に対して愛の言葉を口にすることや花束をプレゼントすることはできないかもしれません．知能，言語能力，運動能力だけで考えるとたやすいはずですが，本人にはできないのです．この場合，これらの行動はその青年の行動レパートリーにはないと表現します．土下座が行動レパートリーに含まれない成人は多いと思います．何かを身につけさせたいとき，その人がもつ行動レパートリーを意識する必要があります．もともとレパートリーに含まれる行動は増やしていくことが可能ですが，レパートリーにない行動を取らせることには工夫が必要です．

　ところで，行動理論を日常の諸問題解決に応用するのが応用行動分析です．理論には何らかの倫理観は含まれていません．つまり，行動理論を応用することは，倫理的に問題がある目的に対しても可能であるということです．応用行動分析を用いて子供の支援を行うとき，目的は何か，何を目指すのかということを正しく意識することが重要です．つまり，行動理論を悪用してはいけないのです．なかなか難しい問題ですが，少なくとも次のことを念頭に置くべきでしょう．第一に，子供本人の利益になることを目指さねばなりません．子供本

人以外のこと，例えば学校のスムーズな運営を確保することが第一の目的になってはいけません．第二に，うまく環境に適応できるようにするための，子供本人にとっての機能的なスキルを学習することを目指すべきです．本人の能力や行動特性，家庭環境，地域の環境などを考慮したうえで，本人のQOLを向上させる前向きなスキルを学ばせる必要があります．激しい問題行動が生じているときにはそれを減らすことも重要ですが，問題行動をなくすことのみを追求することは不適切です．第三に，障害者の権利に関する条約（障害者権利条約）で保障されたように，個々の権利を十全に発揮できるようにすることを目指すべきでしょう．

　もう一点，留意していただきたいことがあります．応用行動分析の専門家が現実の問題に対応するとき，測定することを非常に重視します．行動の生起頻度を測定し，ベースラインと介入ごとの比較をしたりします．また，問題の生じている状況を分析する際に，関係者からの聞き取りも重視されますが，可能なら直接観察による評価や測定が望ましいのです．しかし，臨床医が相談を受けたときに，ここまで厳密に対応することは不可能なことが多いです．また，直接子供に接する教師や保育者も，本来の業務をこなしながら厳密に観察し測定することは極めて困難です．したがって，この後に説明することはあまり直接観察や数値化にこだわった記述にはなっていません．ただ，可能な限り客観化，定量化できるように工夫することが望ましいですし，実際に定量することは難しくても定量化するのならどのような方法を用いれば良いかということを考えながら計画を練ると良いかもしれません．

ⓖ 新しいスキルを教える

① あらかじめ考えること

　子供に何かを学ばせるときに大事なことは動機付けです．本人が取り組みたいという意欲をもてることや面白いと感じられる活動であるほど学習しやすいということは，多くの人に同意していただけるでしょう*7．食事の前に「いただきます」と言うことを教えようと思うなら，家族全員が揃い楽しそうな雰

囲気で一斉に「いただきます」と言って食べ始めれば，子供も同じ行動を取りたくなるかもしれません．ある程度以上の言語能力がないと難しいかもしれませんが，その課題に取り組むことでどのような良いことが起こるか，あらかじめ知識として知っていると取り組みやすくなります．あるいは，それほど難しい課題にチャレンジしなくても良いことがわかれば，取り組む気になるかもしれません．つまり，その活動に取り組んだときにどういう展開があるかあらかじめわかっていることが動機付けにつながることがあります．実際に過去に取り組み，不完全ながらも成功した経験やそれによって褒められた経験があるとなお取り組もうとするでしょう．今まで出現しなかった行動を取らせることよりも，少しでも出現している行動をさらに増やしていくことのほうがずっと現実的です．

逆に，課題に取り組ませにくくなる条件はできるだけ排除しておく必要があります．最も避けたいことは課題に嫌悪感を抱かせることです．本人の好む活動を中断させて課題に取り組ませることや，強圧的な態度で命令することなどは課題に嫌悪感を抱かせます．また，やたらとレベルの高い課題に取り組ませ，完全に失敗する経験を繰り返させることも同様に課題に嫌悪感を抱かせます．課題自体が嫌悪の対象になると，その課題に取り組むことには必ず嫌悪的な後続事象が伴うわけですから，効率的な弱化になるのです．

② 刺激性制御

教師や保育者のような指導者が子供に何かを指導するときは，まず指示を出すことが多いです．指導者が指示を出すと子供たちは指示された行動を開始します．つまり，指導者の指示は子供の行動のきっかけになっています．P.147で説明しましたように，行動のきっかけになる刺激は弁別刺激といいます．問題を見るとそれを解く，文章を見るとそれを読む，という行動がみられたと

＊7：行動理論に基づいて「動機付け」，「意欲をもてる」，「面白いと感じられる」などの人の内的な精神の動きを表す言葉はどう解釈すれば良いか考えるのも面白いと思います．行動理論の立場からだと，ある行動の生起頻度が高まるときに，外からの解釈としてこれらの表現を当てはめているといえるかもしれません．指導者にとっては特定の活動について「意欲をもてるはず」という事前の確信にこだわらないことや，それ以上に「意欲をもちなさい」と子供の心を自分の指示で動かそうと考えないことが重要です．

き，問題が見えることが問題を解く行動の弁別刺激ですし，文章が見えることが文章を読む行動の弁別刺激です．さて，先生の指示には本来，子供に特定の行動を生起させる力はありません．現に，指導者の指示など意に介さない子供もいます．弁別刺激と続いて生じる行動の関係は本来任意のものです．現在，弁別刺激となっている先行事象は，最初から弁別刺激だったわけではありません．先生の指示も最初から弁別刺激だったわけではありません．ある環境変化（刺激）に伴ってある行動が起こりやすくなるという関係性が成立したときに，その行動に先行する環境変化を弁別刺激と呼ぶのです．言い換えると，ある環境変化が弁別刺激と呼べるときは，その環境変化が存在するときは存在しないときよりもその行動が生起する可能性が高くなるのです．何らかの環境変化がある行動の弁別刺激となることを刺激性制御といいます．子供に指示を聞いてもらおうと考えるのなら，指示が弁別刺激となる刺激性制御が成立する必要があります．

　特定の環境変化が特定の行動の弁別刺激となるには何が必要なのでしょう．それは，その環境変化が存在するときにその行動が強化されることです．そうすることで，その環境変化は弁別刺激となるのです．例えば，先生がのべつ幕なしに指示を出すのですが，子供がそれに従おうが従うまいがまったく気にしていなければ，先生の指示は弁別刺激にはなりません．杉山尚子ら[2]は刺激性制御が成立するためには四つの条件が必要だと指摘しています．第一に，対象が刺激に注意を向けている必要があります．第二に，感覚が正常に機能していないといけません．先生に注意が向いていなかったり聞き取れなかったりする状況では，指示は子供に何の影響も与えないでしょう．注意散漫な子供では指示を出す前に注意を惹きつける操作が必要になりますし，聴力や聴覚認知に問題のある子供なら視覚的手段を併用して指示内容を伝えなければいけません．教室がうるさくて指示が対象の生徒に届かないときには，教室を静かにしなければいけません．第三に，刺激が目立っていないといけません．これは背景とのコントラストがはっきりとしている刺激が必要だということです．ボソボソ喋る先生が，その普段の口調のまま指示を出しても指示として機能しない可能性が高いです．第四の条件は，弁別刺激が提示されているときだけ行動が強化されることです．先生の指示に対してそれに沿った行動を子供が取るとき，す

ぐに強化しないといけません．お礼を言う，うまくできていることや間違いがないことをすぐに指摘する，などのことは考えつきやすい強化方法です．

③ 課題分析

　課題に取り組ませた以上は高い割合で成功させることが重要です．なぜなら，取り組んだ活動に成功する経験自体がその活動の強化子になるからです．世の中には失敗を乗り越えさせることが好きな人は多いのですが，そうでなくても失敗が多い子供の場合はできるだけ失敗させずに課題に取り組ませることが重要になります（このことを無誤学習と呼びます）．できるだけ成功体験を増やすための第一歩は，子供にとって適切なレベルの課題を用意することです．適切な課題レベルを設定するときに役に立つのが課題分析です．

　課題分析は，取り組ませようとする課題がそのままでは子供にとってハードルが高いときに，その課題をある程度まとまりのある小さな単位に分割できないかを検討することです．例えば，セーターを自分で着ることができるように教えることを考えましょう．セーターを着る作業は，1）セーターの前側を下にして床に広げる，2）裾を持って持ち上げる，3）持った裾を頭にかぶせる，4）頭を襟の穴に入れ首を通す，5）片手を袖に入れる，6）もう一方の手を袖に入れる，7）裾を下ろす，といったステップに分解することができます．そしてこれらのステップの一つ一つを順に取り組ませ，できる都度，賞賛などの強化子を与えます．そして，取り組んでいるステップ以外は親や指導者がしてあげます．一つのステップが完全にできるようになれば，次のステップを教えます．すべてのステップが自分でできるようになったとき，セーターを一人で着ることができるようになっているわけです．このように，細かく分けたステップを順に習得させることを連鎖といいます．

　連鎖には最初のステップから順番に教えていく順行連鎖と，最後のステップから教えていく逆行連鎖があります．前述のセーターを着る作業で説明すれば，順行連鎖ではまず1）から練習します．2）以降のステップは指導者がしてあげます．上手に広げられるようになれば，2）を教えます．それ以降の手順は指導者が介助します．逆行連鎖であれば，ほとんどを指導者がしてあげたうえで最後のステップ7）だけを子供にさせます．それがスムーズにできるよ

うになればステップ6)を教えます．順行連鎖と逆行連鎖のどちらが良いというわけではありませんが，逆行連鎖では作業を完成させるところを初めから実感できるというメリットがあります．

④ シェイピング

もともと行動レパートリーにはない行動を習得させる際に必要な手続きです．シェイピングでは，習得させたい行動と共通性のある行動を次第に目標の行動へと変化させていきます．例えば野球のバットを上手に振ることを教えたいとき，とりあえずバットを振り回せば強化します．特に抵抗もなくバットを振るようになれば，次は何らかの点で目標のスイングに近い振り方だけを強化します．例えば最初にバットを掲げる高さとかバットの先が通過する空間の幅などに基準を作り，その基準内に収まる場合だけを強化します．安定した振り方ができるようになればさらに目標のスイングに近くなるような基準を設定し，その基準に収まる振り方だけを強化します．これを繰り返して，次第に目標のスイングに近づけていくのです．

スポーツや外国語の発音習得のように体の動かし方が問題になるときに，シェイピングは役に立つことが多いです．登園時に先生にあいさつができない子供がいますが，そのような子にあいさつすることを教える場合もシェイピングが応用できます．その子供が登園し先生と会ったときに，何らかの観点であいさつに似ている行動を繰り返し強化します．たとえば，先生が「おはよう」と言ったときに先生の顔を見ただけで強化します．「**おはよう，先生を見てくれて嬉しい**」などと言いながら笑いかけるといった反応をすぐに返すわけです．コンスタントに先生の顔を見るようになれば，笑顔で見たときに限定して強化し，次いで何らかの声を出したときだけを強化する，ということを根気よく繰り返すことで一般的なあいさつの形に近づけていくのです．

⑤ 特典（ご褒美）を用意する

好ましい行動を増やすためにはその行動に対して強化子を与えます．子供の指導において最も広く使われる強化子は注目すること，特に褒めることです．指導者がうまく注目を操作することで子供の適切な行動を増やしていくことが

可能なことが多いです．しかし，それだけではなかなかうまくいかないことも
あります．特に，社会的な刺激への反応が弱い自閉スペクトラム症の子供では
人の注目や褒めることだけではうまくいかないことがしばしばあります．そう
いうときにはもっと明確な特典（ご褒美）を用意するとうまくいくことがあり
ます．買い物に行けば1つ好きなお菓子を買っても良い，皿洗いをして戸棚に
片付ければゲームをしても良い時間が15分増える，トイレで排尿すれば好き
なシールを1枚もらえる，というようなことです．

　ご褒美を用意することを嫌う人がよくいます．ご褒美がなければ何もしない
子供になると心配になるようです．しかし，必ずしもそうではありません．ポ
イントは，最初は物や活動などのご褒美に釣られて行動していても，ご褒美を
与えることと並行して「するべきことをきちんとして偉い」と繰り返し称賛し
ていれば，次第にその社会的評価が行動の強化子として機能し始めるというこ
とです．また，するべきことをきちんとできている自分に対する満足感とい
う，内面からの強化子が加わってもきます．そして，自発的にその行動を取れ
るようになればその行動に特典をつけることをやめ，本人とも相談しながら次
の目標を立てれば良いのです．

⑥ トークン強化子とレスポンスコスト

　特典としての物や活動を提供しにくい状況があります．例えば，学校の授業
中の行動を強化したいときに，その行動を観察するたびに物を与えたり授業と
は別の活動をさせたりはできません．そういうときに便利なものがトークンで
す．日常用語におけるトークンはゲームセンターなどで使う代理硬貨のことで
す．実際には金属の円盤でなくても良く，ポーカーチップでも花丸でもカレン
ダーに書き込んだマークでも良いのです．本来それ自体には価値はないのです
が，後で価値のあるものと交換できるルールにします．例えば，特定の漢字を
間違いなく10回ノートに書くたびにカードにキャラクターのスタンプを押し，
スタンプが10個貯まるごとに休憩時間に本人の好きな活動を選べる，という
ような使い方をします．トークン自体には価値はありませんが，後で好みのも
のと交換できることによって価値が付加され，強化子として機能するようにな
ります．

トークン強化子と関連して，レスポンスコストというものがあります．あらかじめ一定量のトークンを渡しておき，規定の基準に沿った行動を取るたびに追加のトークンを与えます．しかし，もし不適切な行動を取れば，その都度トークンを減らします．例えば，授業の中で賞賛されるべき行動をいくつか規定しておきます．手を挙げて発表すること，与えられた課題すべてに取り組むこと，先生の話をよく聞き，その要点をノートに記録することなどです．同時に，授業中にするべきではない不適切な行動も規定します．授業内容に関係ない話題を口にすること，許可なく立ち歩くことなどです．そして，賞賛されるべき行動を取るごとにトークンが1つ与えられ，不適切な行動を取るごとにトークンが1つ取り上げられます．多くの方がご存知ではないかと思われる例をあげます．「ハリー・ポッター」の小説を読んだり映画を見たりしたことのある方は多いと思います．その中で，メンバーが活躍した寮にダンブルドア校長がポイントを与え，メンバーが不適切な行動を取った寮からはポイントを没収する光景が出てきます．これもレスポンスコストの一例です．レスポンスコストは強化子を取り除くことによる行動の減少です（このことを負の弱化と表現します）．ただ，これは幼い子供や感情的に不安定な子供にとっては強い嫌悪刺激になりやすく，感情的な反応を引き出すリスクがあります．そのため，トークンシステムよりも慎重に使う必要があります．

🅗 問題行動への対処

　ここではいわゆる問題行動への対処における応用行動分析の役割を解説します．問題行動は，本人の社会適応を妨げる行動や他者や社会に害をなす行動など，主として外向性の行動の問題のことです．無作法な振る舞い，他者の活動を妨害するような振る舞い，言語的・身体的暴力，規則違反などです．以下に説明していくように，問題行動は環境との相互作用の中で生じるものであり，本人の中に問題があるのではなく本人と環境の関係性の中にあると考えられることから，「行動問題」や「チャレンジング行動」などと呼ばれることが増えていますが，ここでは通りの良い問題行動という言葉を使います．

　P.148で説明したように，子供に新しいスキルを教えるときは特定の行動を

増やすということが目標になります．それとは逆に，問題行動への対処では特定の行動を減らすということが目標になります．しかし，目標を達成するために先行事象や後続事象をどのように操作するかということが話の中心になる点は，新しいスキルを教えることと共通しています．

① 標的行動の特定

減らしたい行動をここでは標的行動と呼びます．もし，減らしたい行動があるのなら，それはどのような行動か具体的に定義する必要があります．「乱暴な行動」とか「落ち着きのない行動」というような抽象的な捉え方は役に立ちません．もしも，指導者が子供の何らかの行動を減らしたいと思うのなら，その行動を具体的に記述する必要があります．授業中に落ち着きがないという表現よりも，突然立ち上がるとか授業内容に関係ないものをいじっているというような具体的な記述が役に立ちます．あくまで私の印象ですが，教師や保育士は現象の具体的記述が得意ではない人が多いように感じます（事実と解釈を分けて記述することも苦手な人が多いです）．そのため，標的行動を具体化するにあたって何度かやり取りが必要になることがよくあります．標的行動の記述が適切かどうかをチェックするためには次に示すようなモリスによる IBSO テスト（Is the Behavior Specific and Objective）というものがあります[3]．

1) その行動は数えられるか，あるいは持続時間を測ることができるか？（数えられるか持続時間を測ることができないといけない）
2) その標的行動を新たに参加する指導者に説明したときに，その指導者は正確にその行動を見極められるか，つまり，標的行動があったときに子供がその行動をしていると正確に見極められるか？（見極められなければいけない）
3) 標的行動はより細かい要素に分解できるか？そして，それぞれの要素は元の記述よりもより明確で観察可能か？（この問いには当てはまらないことが望ましい）

② 機能査定（ABC査定）

大声を上げる，教室から脱走する，暴言を吐く，といった問題行動は，その

行動自体が注目されがちです．しかし，問題行動そのものだけに注目していて
も解決が難しいことが多いのです．基本的に，問題とされる行動は繰り返し生
じているので問題視されます．繰り返し生じる行動は偶然に生じているわけで
はありません．その行動を取ることが本人にとって何らかの意味があるので
す．わかりやすくいえば本人にとってのメリットです．ただ，本人の主観にお
いてメリットとして認識できるとは限りません．本人の意識の中では不愉快に
感じていても，無意識の中ではメリットになっている場合もあり得ます．本人
にとっての意味，あるいはメリットがその行動を持続させているのです．つま
り，行動の原因となっているのです．何らかの状況下でその行動を起こすと本
人にとって意味のある結果が得られる．このことを行動の機能と呼びます．問
題行動に対処するときに，その行動によっていかに本人や周囲の人が困るかと
いうことだけが注目されやすいのですが，その行動の機能は何か，言い換えれ
ばその行動を取ることで本人は何が得られるのか，ということを推定すること
がとても重要です．

　行動の機能は誰が，どのような文脈で行うかによってさまざまです．ただ，
おおまかに分類すれば行動の機能は四種類程度に分けることができます．それ
は，何かを得ること，何かから逃げること，他者からの注目を得ること，そし
て特定の知覚刺激を得ることです．最後の特定の知覚刺激を得ることの具体例
としては，外形的には自己刺激行動や自傷行為と呼ばれる行動の一部がありま
す[*8]．これだけは社会的文脈とは無関係です．その他の三種類は社会的文脈
の中で生じることが多いです．特に，他者からの注目を得ることはまさに社会
的文脈の中で生じる行動が有する機能です．

　ある標的行動の機能は，実際に観察できたその行動（B：Behavior）の先行
事象（A：Antecedent）と後続事象（C：Consequence）を記録し分析すること
で推測が可能となります．このような評価を機能査定（ABC査定）といいま
す．複数のエピソードを記録し見比べていくことによって，その行動はどのよ
うな先行事象のもとで生じ，何によって強化されているのか推測し仮説を立て

＊8：自己刺激行動や自傷行為のすべてが知覚刺激を得ることを機能としているわけではな
　　いことに注意してください．このような行動も，社会的な文脈で生じている場合が結
　　構あります．

ることが可能になってきます.

　問題行動が増えやすい先行事象の例としては次のようなことが考えられます. 何をしたら良いのかわからない, 先の見通しが立たず不安が強くなる, 与えられた課題のレベルが高すぎるあるいは多すぎる, 自分の気持ちや意見を明確に表現できない, 好きな活動に従事中でまだ満足できていない, 退屈で無意味に思える活動をさせられている, 自分にとって意味のある人からの注目が得られていない, 周りの人からの不快な言動や騒音, などです. そして, 繰り返し生じる問題行動にはその行動を強化する後続事象が伴います.

　具体的な例をお示ししましょう. 幼い弟に意地悪をして母親に叱られるということを繰り返している男の子がいたとします. 先行事象として, 母親が弟に手を取られがちだし弟のほうを保護しがちで欲求不満になっています (A). その状況で, 楽しく遊んでいるおもちゃを弟が勝手に触るという不快な刺激が弁別刺激として生じ, それに反応して弟に意地悪な対応をするという行動が出現します (B). すると, 慌てて母親がやってきて男の子を叱り始めるという後続事象が発生します (C). この出来事が強化子となり, 弟に意地悪をするという行動が繰り返されることになります. 母親に叱られるという一見不愉快な状況になっているので, 強化子になっているといえば矛盾しているように思われるかもしれません. 一度か二度叱られて, それからは意地悪をしなくなったのであれば叱られたことは弱化子となっています. しかし同じようなことが繰り返し生じていれば, 叱られることが強化子となっている可能性が高いです. この場合, 最も重要な因子は母親の注目です. 何しろ, 叱られている間は母親の注目を一身に集めるわけですから. つまり, 弟をいじめるという行動の機能は, 母親の注目を得るということになります. もちろん弟が泣くとか使っているおもちゃを取られずに済むということも, 強化子の一部になっているかもしれません.

　かんしゃくは嫌悪刺激に遭遇したときに偶発的に出現するかもしれません. しかし, 文脈によってはかんしゃくが機能をもち始めることがあります. 例えば, 好きな遊びをしているときに親が別のことをさせるために活動をやめさせたとします. そのときに, 癇の強い子であれば激しいかんしゃくを起こすのですが, 親が激しいかんしゃくに根負けして活動を続けることを許すという事態

を何回か経験すると，その子のかんしゃくは定着し，頻度が増加していきます．この場合，かんしゃくには要求を通すという機能が備わっているのです．

　診察室にいて，直接標的行動を観察するわけではない小児科医にとっては機能査定を厳密にすることは困難です．しかし，ある程度行動の機能を推測することは可能です．基本的には，問題行動を直接見聞きした人からの情報収集が重要です．直接話が聞ける際には，まず標的行動を具体的に定義する必要があります．多くの人は「落ち着きがない」とか「乱暴」とか「自己中心的」などと抽象的な表現をしがちです．それを具体的な行動として聞き取る必要があります．あまりにも多くの行動が問題視されているときには，生活への影響度に応じて重要度の重み付けをし，まずは限られた少数の行動を標的にしたほうが良いでしょう．標的行動の具体化ができると，その先行事象と後続事象にはどのようなものがあるかを可能な限り聞き取ります．比較的最近の一つ二つのエピソードを思い出してもらい，いつ，どこで，どのような状況で，何がきっかけで，その行動が生じ，後に本人や周囲の人々にどのような変化があったのかを時系列に沿って詳しく聞き取ると役に立ちます．

　直接話が聞けないときや，直接話が聞けてもあまり具体的な説明を得られなかったときには，これからの観察ポイントを説明したうえでしばらく時間をかけて情報を集める必要があります．その際，図7や図8のようなツールを用意しておくと便利です．基本は図7のように行動を中心とし，その前後の状況を記録してもらうフォーマットです．「行動の前にあったこと」としては場所，活動内容，周囲にいる人，標的行動の直接のきっかけなどの先行事象を記入します．「行動」には観察された具体的な問題行動を記入します．「行動の後に起こったこと」は本人，周囲の人たち，指導者，活動の状況などにどのような変化がみられたかという後続事象を記入してもらいます．煩雑な記録を取ることを嫌がる人には，「行動」と「行動の後に起こったこと」の二項目だけの表にしてもそれなりに参考になります．もっと簡便なものとしては図8に示すスキャッタープロットと呼ばれるフォーマットもあります．標的行動がみられた時間帯にチェックを入れるだけです．詳細はまったくわかりませんが，その行動が観察された時間帯の共通点を検討することで，その行動の機能を推測できることがあります．

```
日　時：_____

活動の種類（あるいは授業科目）：_____

対象者：_____

観察者：_____
```

行動の前にあったこと	行　動	行動の後に起こったこと
・場所 ・活動内容 ・周囲にいる人 ・直接のきっかけ	・一つの欄に一つの行動 ・具体的に記載する	・本人 ・指導者 ・活動の状況 　　　などの変化

図7　問題行動の記録方法の例

先行事象，行動，後続事象の三項随伴性を意識した記録様式.

③ 先行事象を整える

　機能査定によって問題行動の原因となる先行事象と後続事象の随伴性が推測できたなら，つまり，その行動の機能についての仮説を立てることができたなら，その仮説をもとに対応策を計画することになります．問題行動への対処を計画するときに，まず考えるべきことは先行事象への介入ではないかと私は考えています．本人が進んで取り組みたい活動になかなか従事できない，本人が必要とするものをなかなか手に入れることができない状況が続くときには（このような状態は，日常用語で表現すれば欲求不満ともいえます）問題行動の頻度が上がりやすいです．この場合，その行動の機能は本人にとって必要なものを獲得することであることが多くなります．それならば，本人にとって必要なものが適切に提供されるようにすれば問題行動の頻度を下げることが期待できます．

　本人にとってハードルの高すぎる課題を与えられ続ける状況でも問題行動は増加します．この場合，その行動の機能は困難な課題から逃げることです．必

	11月5日 （月）	11月6日 （火）	11月7日 （水）	11月8日 （木）	11月9日 （金）
朝の会					
1時間目	✓				
2時間目		✓			
休み時間					
3時間目				✓	
4時間目			✓		
給　食			✓		
昼休み					
掃　除	✓	✓		✓	
5時間目					
6時間目					
帰りの準備					✓

図8　スキャッタープロット

この例では小学校での記録を念頭に置いている．生活の様子に合わせて，第1列には時刻を書いてもよいし，その環境での活動単位を書いてもよい．

ずしも悪いことではありませんが，保護者や教師・保育者は子供に多くのことを期待しがちです．そのため，本人に適した課題を設定することよりも，自分が必要と考えた課題に取り組むことを子供たちに強く求めがちになります．これはしばしばお目にかかる状況です．このような場合は，課題のハードルを下げたり課題量を減らしたりすることが求められます．本人が少し頑張れば達成できる課題に調整し，与えられた課題を立派にやり遂げたという成功体験を積めるように状況を変えていく必要があります．

　刺激の極めて少ない環境に置かれたとき（日常用語でいえば退屈な状態ともいえます）には何か時間を埋める行動をしがちです．例えば，教室の中ですることがなければ隣の子供を突っついたり歩き回ったりするかもしれません．また，もともと自己刺激行動のみられる子供なら，刺激の少ない環境では一層頻

回に自己刺激行動をするかもしれません．そこそこ興味をもてて，本人にあったレベルの活動をこまめに用意することで，これらの問題行動を減らせる可能性が高いです．

　逆に，刺激の極めて多い状態だと，感情的に不安定になり落ち着きなく動きだしたり，些細なきっかけで怒ったりしだすかもしれません．過剰な指導が矢継ぎ早に出されるときにも子供はイライラし始めるでしょう．感覚過敏のある子供だと，不快な音刺激に満ちている状況では逃げ出そうとするかもしれません．これらの状況では，本人が落ち着いて活動できるレベルまで刺激を減らす必要があります．

　嫌悪的な展開とセットになっている弁別刺激が与えられると攻撃的な行動を誘発しやすいです．例えば，まず第一声で「いけません！」という言葉をかけると，それをきっかけにかんしゃくを起こしだすかもしれません．その場合は，最初の一言を他のポジティブな言葉にしておくと問題行動を誘発せずに済むかもしれません．

④　分化強化

　問題行動への対処において，種々の分化強化もよく応用される考え方です．まず，低頻度行動分化強化は頻繁に生じていた問題行動の頻度を許容範囲まで減少させるときに用いる方法です．問題行動の生起頻度が一定の基準以下に収まったときに強化し，安定すればさらに低い頻度の基準を用います．例えば，1時間の授業中に5回以上は手を挙げずに発言する生徒がいたとします．手を挙げずに発言することを減らしたいときには，まず，3回以下に収まったときは何らかの特典を与えることをその生徒に伝え，確実に実行します．ほぼ例外なく3回以下に収まるようになれば，1時間に1回までなら特典を与えるという基準に変更します．このように，標的行動を徐々に減らしていきます．

　他行動分化強化は一定時間標的行動がみられないときに強化する方法です．低頻度行動分化強化と違い，他行動分化強化では標的行動がまったくみられないときのみに強化します．例えば，授業中におしゃべりをすることが問題になっているのなら，40分間一度もおしゃべりしなかったときに特典を与えたりします．どのくらいの期間で評価するかはその子供の状況をみて現実的に計

画する必要があります．40分間おしゃべりをしないことが非現実的なら，10分ごと，あるいは5分ごとに評価して，それぞれおしゃべりをしていなければ1ポイントずつ与え，一定のポイントが貯まれば何かの特典と交換するという方法もあります．ここまで厳密に時間を測定しなくても，標的行動が出現していなければ繰り返し褒めるということで標的行動を減らせることもあります．

　代替行動分化強化は，機能査定で推測できた標的行動の機能と同じ機能をもつ，より適切な行動を強化します．これは，標的行動のもつ機能が，その子供本人にとって重要な機能のときには特に考慮すべきことです．例えば，突然友達を突っついたり叩いたりする子供がいたときに，その行動の機能が友達に相手をしてもらうことだと推定できたなら，友達を振り向かせるより適切な行動を強化します．例えばあいさつをすることや「あそぼ」と声をかけることを強化するのです．このような行動がもともとレパートリーにないこともよくありますから，その場合は，シェイピングを用いてそれらの行動を教えることから始める必要があります．また，レパートリーにある行動だとしても滅多に生起しない行動ですから，最初はかなりこまめに強化する必要があります．

　対立行動分化強化は，標的行動とは同時に実行できない行動を選び強化する手続きです．例えば，触ってはいけないものを触ることが標的行動なら，機械の操作や楽器の演奏などしっかり手を使う活動を強化します．機械や楽器を操作している間は他のものを触ることはできません．授業中に隣の子供に話しかけることが多い場合は，文章を読ませた後で内容に関する質問に正解すれば特典が与えられるような設定をすると，話しかけることが減る可能性があります．真剣に文章を読み，質問に答えている間は人に話しかけることが不可能だからです．

⑤ 消　去

　問題行動にとって最も直接的な介入は消去です．つまり，行動を強化している後続事象を消失させます．消去手続きを徹底すれば，長期的にはその行動は減少します．例えば，親にあまり構ってもらえていない子供が親の注目を得るために親に叱られるような行動を繰り返すなら，その行動が生じても注目しない，つまり相手にしなければ良いのです．ところが，p.146に記載したように，

消去には消去バーストや消去誘発性攻撃行動などの問題がしばしば伴います．これは周囲の人にとって問題になりやすいですし，慌てた指導者が強化子を与えてしまうと（例えば，注目を得るために叱られる行動を起こすことに対して注目しないようにしていたのに，根負けして叱ってしまうなど），一層強く強化してしまうことになります．初っ端から消去手続きのみを行うことは指導者にとってより困難な状況に陥ることになりやすいのです．消去手続きと並行して先行事象の操作をしっかりする必要があります．場合によっては，消去手続きは後回しで先行事象の操作に専念したほうが安全な場合もあります．親の注目を獲得するために叱られるような行動を繰り返している場合には，単にその行動が生じても相手にしないよりも，普段そこそこ適切に振る舞っているときに繰り返し良い注目を与えることを推進するほうが成果を上げやすかったりします．また，問題行動と同等の機能をもつ，より適切な行動を強化すること（代替行動分化強化）を考えるほうが良いときもあります．

4 地域資源

　すべての障害児支援で大なり小なり共通していると思いますが，特定の領域の専門家一人で子供の日々の生活に生じる問題を解決することはまずできません．特に，発達障害児支援においては医療が果たせる役割がかなり限られています．現在の日本には専門分野の違うさまざまな立場から発達障害児を支援する組織や活動が多く存在します．そのような地域の資源と連携することが大変重要です．多くの自治体では障害福祉課などが中心となって，利用可能な地域資源を紹介しています．「障害／障害者のしおり」や「障害者福祉のしおり」などのタイトルの資料をまとめ，配布している自治体もあります．これらの情報は地域の全体像を把握するうえで大変役に立ちます．ただ，行政の立場上，施設や活動の一覧を提示するだけになりがちです．可能な範囲で個人的なつながりを広げていく必要もあると思います．

　私には発達障害児を支援する公的制度や利用可能な地域資源を網羅して正確に説明するだけの力はありません．ここでは小児科臨床の中で連携する頻度の高そうな社会資源について，普段私が考えていることや感じていることをご紹介します．

★A 医　療

　すでに述べましたように，器質的な原因疾患や基礎疾患が疑われる患者ではさまざまな医療的精査ができる病院に紹介する必要がありますが，ほとんどの小児科医はこのことで戸惑うことは少ないと思います．発達障害診療を開始し年月が経つにつれて連携の必要度が高まるのは精神科医，特に児童精神科医です．発達障害にはさまざまな併存症があります．児童期であれば緘黙や不登校は頻度の高い併存症です．思春期が近づくにつれて強迫症状や抑うつなどの精神症状の頻度が上がりますし，暴力や非行などの外向性の問題も増えます．こ

うなってくるとどうしても精神科医の協力がないと対応が難しくなります.

　ただ,大きな問題があります. 発達障害を診療する小児科医はかなり少ないのですが,それ以上に児童精神科医は少数です. 日本児童青年精神医学会の認定医は,2024年4月1日時点で全国に559名しかいません[4]. 児童精神科医ではなくても発達障害を診療する精神科医はいるのですが,思春期以降の患者のみを診療対象にしている方が多いようです.

⭐B 福祉,行政

① 療　育

　就学前の発達障害児,特に自閉スペクトラム症の子供たちには基本的に療育が必要です. 就学前幼児の療育機関には児童発達支援センターと児童発達支援事業所があります. この二つは通所利用障害児への療育やその家族に対する支援を行うという点で共通しています. ただ,児童発達支援センターには地域の中核的な支援施設としての役割があり,地域の障害児やその家族の相談支援,障害児を預かる施設への援助・助言も行います. 近年,事業所の数が急速に増加したこともあり,おそらく多くの自治体では受け皿が足りないということはなく,希望するほとんどの子供たちを受け入れることができているのではないかと思います. ただ,急速に増加する過程で生じた事業所間での支援の質の格差が問題になっています[5]. 特に,客観的に効果が検証された方法をきちんと導入できている事業所は限られているのではないかと思います.

　厚生労働省が公開している「児童発達支援ガイドライン」[6]によれば,発達支援のうち本人支援には「健康・生活」領域,「運動・感覚」領域,「認知・行動」領域,「言語・コミュニケーション」領域,「人間関係・社会性」領域の5領域が含まれます. つまり,全人的な発達を促すことが想定されているようにみえます. この広大な領域すべてをカバーする効果的な活動を計画することは非常に困難であり,事業所ごとに力点の置き場所がかなり異なっています. 発達障害児の中の大きな一群が自閉スペクトラム症児であることを考えると,言葉やその他の知識を教えることやしつけをすることを中心にした活動よりも,

人と関わることへの動機付けを主眼とする活動が望ましいと私は思っています.

　児童発達支援事業所，特に児童発達支援センターが業務を兼ねていることが多いのですが，保育所等訪問支援という名称の事業があります. これは，障害をもった子供が所属し集団生活を営む施設に支援員が訪問し，子供の適応を向上させるために子供自身や施設スタッフへの支援を行う活動です. 名称には「保育所等」とついていますが，保育所の他に，幼稚園，こども園，小学校，特別支援学校なども対象となりますし，自治体によっては放課後児童クラブや中学校，高等学校も対象となっています. これは通所施設とは異なり，子供が日常生活を送る環境への適応を向上させますし，当該施設と保護者との関係性をより良いものにできる可能性もあります. 一見，教育委員会などの行政が主催する各種の巡回相談に似ています. しかし，行政による巡回相談との大きな違いは，施設側ではなく障害児の保護者の依頼に基づいて業務を行うことです.

② 放課後等デイサービス

　児童発達支援は就学前の子供が対象です. 就学後の小学生から高校生までを対象としたサービスとして放課後等デイサービスがあります. これは児童福祉法第六条の二の二[7]に「生活能力の向上のために必要な訓練，社会との交流の促進その他の便宜を供与する」ことを目的とするサービスと規定されています. その基本的な活動は「自立支援と日常生活の充実のための活動」,「創作活動」,「地域交流の機会の提供」,「余暇の提供」など幅広い活動が想定されています[8]. 私が見聞きした範囲内でいえば，放課後等デイサービスの活動内容は児童発達支援事業所以上に多様です. 余暇活動に力を入れている施設もあれば，トレーニングということを強く意識している施設もあります. 放課後等デイサービスとはこのようなところと単純には説明できませんし，是が非でも利用するべきサービスともいえないと思います. 私個人としては，あまりあれこれ追求されることのない，本人にとって居心地の良い居場所になれば良いなと考えています. 少なくとも，子供本人がサービスを利用することに抵抗のない施設であることが最低条件だと思います.

③ 発達障害者支援センター

発達障害を有する人のライフステージを通じて，保健，医療，福祉，教育，労働などの関係機関と連携しながら支援する施設です．発達障害児・者本人はもちろん，家族の相談にも応じます．発達障害者支援法によって都道府県と指定都市が主体となって設置できることが定められています．本来の趣旨としてはあらゆる問題に関する相談を受ける窓口になる可能性があり，期待したくなる施設です．ただ，一都道府県内に数ヵ所以内しか設置されていないことが多く，居住地が気楽に相談に行けない場所であることも多いと思います．また，自治体によって状況は変わるでしょうが，非常に職員が少ないセンターもあり，多くの患者の複雑なニーズには対応しきれていないこともあります．ただ，貴重な相談窓口ですので，近隣にあるかどうかや[9]，あるとすればどの程度の対応をしてもらえるのかは調べておく価値があります．

④ 自治体の障害福祉課等の窓口，児童相談所

すでに述べましたように，市町村の障害福祉課などはその地域にある障害児支援サービスや福祉制度を網羅していますので，さまざまな情報を得ることができます．また，特別児童扶養手当などの福祉制度の申請窓口にもなっています．児童相談所は全国の都道府県と政令指定都市に設置されています．子供に関わるあらゆる問題に対応することになっています．発達相談にも応じますし，療育手帳や特別児童扶養手当申請のための判定業務も行っています．虐待への対応は市町村の子育て支援担当部署が行っていることもありますが，問題が大きく，緊急避難などの早急な対応が必要な事例では児童相談所が中心になっていることが多いのではないかと思います．

---

*9：国立障害者リハビリテーションセンター発達障害情報・支援センターのホームページに全国の発達障害者支援センターのリストがあります．
　・国立障害者リハビリセンター：発達障害者センター・一覧.〈http://www.rehab.go.jp/ddis/action/center/〉

★C 保育，教育

① 情報源として

　保育所，幼稚園，こども園，そして小中学校（以下，学校園）は子供たちが集団で日常生活を送る場所です．したがって，子供の日頃の振る舞い方，特に集団の中での振る舞い方を知ることのできる絶好の情報源となりますので，大切な連携先といえます．自閉スペクトラム症のコミュニケーションや対人的交流の問題は言うまでもなく，注意欠如多動症の不注意さや多動―衝動性も集団生活の中でその特徴が明確になることが多いです．したがって，特に初期の診断的評価においては学校園からできるだけ詳しい情報を引き出せると診断の精度が向上します．

　学校園の情報を手に入れるためには一定の書式を用意しておき，保護者の了解をとったうえで担任に日常の様子，気づいたこと，気になったことなどを記載してもらうと良いと思います．書式としてはCBCL（p.58参照）などを参考にしたチェックリストと，いくつかの項目（例：設定保育，自由遊び，食事）に分けた自由記述欄を組み合わせたものを作成しておくと良いでしょう．本当は日常気になっていることを自由記述で詳しく書いてもらうのが一番参考になるのですが，文章を書くことが苦手な人もいます．そのため，一通りの情報を漏れなく集めるためにはチェックリストが有用になります．ただ，チェックリストへの回答はかなり当てにならないことが多く，後々確認していく必要があります．保護者と一緒に来院してもらい担任に直接質問できることが理想ですが，教師・保育者は多忙なので滅多に実現しません．

　子供の行動について，保護者の認識と学校園側の認識に大きな乖離が生じていることがあります．これには大きく二種類あります．

　一つは学校園が困っており，保護者は問題があるとは考えていない場合です．このような場合は保護者から得られる情報は少ないことが多く，学校園からの情報が一層重要となります．ただ，このような場合でも保護者は子供の特徴を認識できていることはよくあります．私は学校園の先生が何に困っているのかや何を気にしているのかを順に保護者に伝えたうえで，それがまったく意

外な指摘なのか，それとも困るほどの問題かどうかは別にしてもそのような行動を子供がとることを想像できるのかを質問するようにしています．そうすると，問題とは考えていなくても学校園で問題につながる行動特徴を保護者は認識していることが結構あります．なお，保護者が問題を認めていないときには，学校園側が強硬に受診を勧めたので渋々受診されていることが多いです．そのような保護者の心情を受け止める必要があります．また，このようなケースでは教師・保育者は「保護者の理解がなく」と表現することがよくあるのですが，学校園の刺激の多い集団という環境条件の影響に加えて，実際には保護者が非常に子供に合った上手な接し方をしているために家庭で問題が生じていないことが多いことを意識しておく必要があります．ただ，実は保護者も問題には気づいているのですが，それを認めたくないという場合もあります．そのようなときは，保護者の気持ちを受け止めて強引に追求しないようにする配慮が必要です．子供が毎日困らずに楽しく暮らせるようになる方法を探しましょうと説明し，繰り返し受診してもらいながら話を聞くうちに子供の現状に前向きに向き合えるようになることがあります．

　二つ目は，主に保護者が悩んでおり学校園では問題が少ない場合です．このようなときは，困っている本人である保護者から直接話を聞けるわけですから，どういう状況で問題が生じているのか詳しく聞けることが多いです．学校園でほとんど問題が生じていない場合は，保護者の悩みを聞いても担任が「気にしすぎですよ」とか「信じられないですね」などと言い軽く流すことがしばしばあり，そのことに保護者が傷ついていることがあります．診療の場では，まずは保護者の語りを傾聴することが大切です．

② 生活の場（支援の主体）として

　先にも述べましたように，保育所，幼稚園，こども園，そして小中学校は子供たちが集団で日常生活を送る場所です．したがって，発達障害児への支援が最も必要なのは家庭と並んで学校園です．医師をはじめとした医療機関のスタッフが毎日学校園へ出向き必要な対応をするなどということはできません．医師や医療機関のスタッフは，教師や保育者自身が適切な接し方をみつけられるように一緒に考えながら手助けをすることになります．具体的な助言につい

てはここまで説明したことを参考にしていただくとして，ここでは制度的なことに触れておきます．

　保育所や幼稚園では，特別な支援が必要な子供がいるときに国や自治体の補助を得て人員を増やせる加配制度というものがあります．また，小中学校において，担任一人では十分な支援が難しい状況を補助するための特別支援教育支援員（以下，支援員）制度があります．加配保育士は保育士・幼稚園教師の資格をもつ人を配置しますが，小中学校の支援員に特別な資格は必要ありません．忙しい保育者や教師にとって，手厚い支援が必要な子供がいる際に人員を補充してもらえることは大きな利点だと思います．ただ，数を揃えれば問題が解決できるわけではありません．加配保育士や支援員にどのような役割をもたせるのかを支援の大きな枠組みの中で決めていく必要がありますが，現実にはそのような戦略的な配置をする学校園は必ずしも多くないように思います．そのため，せっかく人手を増やしてもかえって問題が多くなることがあります．ありがちなことは，加配保育士や支援員を支援の手が必要な子供の面倒をみる係にしてしまうことです．その結果，加配保育士や支援員が担当の子供に細かい指示や注意を与えてしまい，子供が反発してしまうということがあります．逆に，加配保育士や支援員が担当の子供を守ろうとして，他の子供たちと当人とを分断してしまうこともあります．たとえ人員を補充されたとしても，担任が全体的な教室運営の計画をきちんと立て，その中で加配保育士や支援員が担うべき具体的役割を明確にしておく必要があります．結局は学校園全体として発達障害児を支援するスキルを向上させる必要があります．

　自治体によっては，障害児のための専用保育室とその担当職員をもつ保育所を設置していることがあります[*10]．専用保育室がなくても障害児の専任保育士を設定している自治体もあります．このように，障害児を専門に担当する保育士の中には非常に高い障害児保育のスキルをもっている人がよくいます．このような保育士たちが一般の保育者が困っているときに助言する役割を担っていることもあります．自分が診療する地域ではどのような制度があるのか確認すると良いと思います．

＊10：例えば，岡山市には障害児保育拠点園というものがあります．
　　・岡山市：障害／保育．〈https://www.city.okayama.jp/kurashi/0000007868.html〉

学校園が発達障害児への支援のあり方に困っているときのために，さまざまな支援制度があります．P.168に記載した保育所等訪問支援制度がその一つです．そのほかにも行政が主導する巡回相談支援制度がいろいろあります．主として自治体の保育課が主導し，保育所や幼稚園を中心に支援する制度もありますし，教育委員会主導での小中学校が主な支援対象となる活動もあります．自治体によっては両方の機能をもたせていることもあります．また，特別支援学校や公的な医療機関が独自に現場を訪問し，相談に乗るという活動をしていることもあります．詳細がわからないときには，地域の保育課や教育委員会，発達障害者支援センターなどに問い合わせてみると良いと思います．

③ 就学について

就学前の発達障害児とその保護者に必ず訪れる大きなイベントは就学です．就学に際して特に保護者が悩むのが小学校のクラスの選択です．つまり，通常学級を選ぶか特別支援学級を選ぶかです．自治体によっては，通常学級を選択する際に通級指導教室（以下，通級）を利用するかどうかの希望も保護者に問います．簡単に説明しますと，通常学級と特別支援学級の明確な違いはその生徒数です．通常学級の標準人数は35人であるのに対して特別支援学級は8人です[9]．そのため，特別支援学級では個々の子供のニーズに合わせたきめ細やかな指導をしやすくなります．特別支援学級はさまざまな障害（制度上対象となっているものは，知的障害者，肢体不自由者，病弱者及び身体虚弱者，弱視者，難聴者，言語障害者，自閉症者・情緒障害者）に対応するためにいろいろな種類があります[10]．しかし，多くの学校に設置されている主なものは知的障害者対象特別支援学級（以下，知的支援級）と自閉症・情緒障害者対象特別支援学級（以下，自閉症情緒支援級）の二種類です．

個々の子供をどのクラスに入学させるかは，自治体の教育委員会に設置されている教育支援委員会（自治体によって名称が違うかもしれません）での審議によって決定されます．審議の前提として本人・保護者の希望，幼稚園・保育所などの意見，学校の意見，必要に応じて医療や療育施設からの意見などが収集され，それに基づいて個々の子供の教育的ニーズを満たすために最も有効なクラスの選択がなされることになっています．教育支援委員会での審議の対象

として取り上げてもらうためには，あらかじめ申請しておく必要があります．自治体によって異なりますが，一般的には夏から秋までに申請の締め切りがあります．次年度のクラスの選択に迷いだしても，夏休み過ぎまでに動き出す必要があります．結構慌ただしい印象が否めません．

　教育支援委員会の委員になり審議の様子をみていると，仕方がない面もあるのですが，制度を当てはめるか当てはめないかという発想が強いです．医療の世界では患者の問題点を具体化し，それに対して必要な対応方法を具体的に考えていくことが自然です．しかし，教育の世界では個々の子供の問題点を具体的に整理し，それらに対してどのような具体的教育指導の方法や工夫が必要かというプランが立てられることなく，どのクラスを選ぶかという議論になりがちです．その典型的な例が通級の選択です．通級は通常学級での学習や生活におおむね参加できるものの，障害のために特別な指導を受ける必要があるときに利用できることになっています[11]．特別支援学級は漠然とではあっても対象障害種が決まっていますので，ある程度は必要となる教育的支援が想定できます．一方で，通級は対象となる障害が決まっていません．したがって，通級で何を指導するのかを具体的に決めてからでないと通級を利用することがメリットかどうか考えようがありません．しかし，現実には具体的に何をするかを決める前に通級を利用するかどうかの議論になりがちです．

　先にも述べましたように，通常の学校に設置された特別支援学級の大半は知的支援級か自閉症情緒支援級です．両者の大きな違いは教科指導にあります．知的支援級では各教科の目標や内容を下の学年のものや特別支援学校のものに替えることが原則です[12]．言い換えれば，子供の理解力に合わせた独自のカリキュラムを組むことができるのです．これに対して自閉症情緒支援級では，原則としてその学年の通常学級の教育課程に沿った指導をすることになります[13]．つまり，教科指導に関する自由度が少ないのです．必要に応じて各教科の目標や内容を下の学年のものに替えることも一応認められていますが，私が見聞きした範囲では実際にそのような運営をされていることはありません．地域の実情を教育委員会などに聞いて確かめておくと良いと思います．

　通常学級での指導が難しい子供のほとんどは，自閉症情緒支援級か知的支援級かを選択することになります．これも，考えてみればおかしな話です．一人

の子供の教育的ニーズが自閉症（自閉スペクトラム症）情緒障害か知的障害（知的発達症）*11 かにきれいに分かれるはずがありません．自閉スペクトラム症児や情緒の問題を抱えた子供でも，知的発達症を併存していることや境界レベルの知能であることは珍しくありません．また，併存するさまざまな認知特性によって通常のペースでの教科学習が難しい子供は大勢います．逆に，知的発達症の子供が自閉スペクトラム症の傾向や情緒の問題を有することも多いです．それぞれに複数の困難さを抱えた子供を無理やり「自閉症情緒障害」か「知的障害」かに振り分けることが合理的とは思えません．

　私個人としては，自閉症情緒支援級と知的支援級をまとめれば良いのではないかと考えています．つまり，少人数かつ教科教育のカリキュラムを個々の子供の状況に応じて自由に設定できる学級を作れば良いのです．そして，運営上の必要に応じて学級を複数設置できるようにします．何らかの理由で通常学級に適応できない子供すべてに対し，情緒・行動面への配慮とともに，その子供の現状に即した教科指導を行うのです．このような制度にすると，今まで支援を受けられなかった子供たちにも対応できます．それは限局性学習症（学習障害）児と知能の非常に高い子供たちです．彼らは，現状では自閉症情緒支援級と知的支援級いずれの対象にもならないため，通常学級では非常に困難を抱えているにもかかわらず十分なサポートを受けることができていません．

④ 小中学校

　現在は，特別支援教育を行うにあたり教師一人の支援ではなく，校長のリーダーシップのもとに学校全体で支援に取り組むことが求められています[14]．そのために，原則として学校内に校内委員会を設置し，特別支援教育コーディネーターを指名することになっています．校内委員会は学校全体の体制を整える中枢であり，校内委員会において指名された特別支援教育コーディネーターは学校内，保護者，学校外の専門家や施設などとの連携の窓口になります．また，複数の教員のチームによる指導や校外の専門家との連携を積極的にすることが求められています．

＊11：最近主流の医学的診断名と行政上・法令上規定されている診断名が異なっているため，この項では表記が複雑になります．

校内委員会の設置と特別支援教育コーディネーターの指名は現在ほとんどの小中学校で実現していると思います．ただ，その具体的な運用のされ方は自治体ごと，学校ごとにかなり異なります．まったくの個人的な印象ですが，発達障害児に適切な対応ができている学校では校内の柔軟な協力体制がうまく機能しているように思います．また，教員同士でお互いの教室を見学しあい，積極的に外部の目を入れるなど風通しが良いように感じます．何よりも，担任一人にすべての責任がかかることがないように運営されていることが多いように思います．その一方で，困っている子供への具体的な対応がなかなか実施されないケースや，担任と保護者の間でトラブルが生じているケースでは，担任一人が悩んでいるようにみえることが多いです．学校内の職員たちがチームとして問題解決に臨める体制になっているかどうかは，結局は校長の見識と手腕にかかっているのではないかと思います．

　学校内で問題が頻発しており，なかなか具体的な対応がなされないときは保護者と担任の双方が疲弊していることが多いです．そのような状況に陥っているようにみえるときには，私は保護者に，担任以外の窓口を作るように学校に要望することを勧めています．多くの場合，まずは特別支援教育コーディネーターがその任にあたります．ただ，うまくいっていない担任自身がコーディネーターに指名されていたり，そもそもコーディネーターが実働していなかったりすることもあります．そういう場合は学年主任や教頭などに窓口になってもらえるように学校に依頼すると良いと思います．

⑤　教育委員会

　臨床医が連携する可能性があるのは狭義の教育委員会ではなく，教育委員会の事務局（都道府県では教育庁）です．中でも，指導課や学び作り課など名称は自治体によって違いますが，教育課程の指導，教科指導，生徒指導などを担当する部署は発達障害児を支えるうえでの重要な資源の一つです．

　学校内だけで問題を解決することが難しい状況では，学校あるいは保護者からの要請によって教育委員会事務局の指導主事などが学校を訪問し，状況に対応するための学校に対する助言・指導を行います．また，保護者の困っていることを聞き取ったりもします．先にも書きましたように，保護者と担任が話し

合うだけでは問題の改善がみられないときには，学校としての窓口を決めるように要望したほうが良いです．それでも問題が改善に向かわないときは，あまり時間を無駄にせずに教育委員会に相談したほうが良いと思います．なぜなら，学校という組織は結構閉じた組織で，自発的に外部の協力を求めようとすることが少ないですし，そもそも問題の存在を認めないこともあるからです^{*12}.

ただし，保護者が学校という組織を相手にするときや教育委員会に相談をもちかける際に非常に大切なことがあります．それは礼儀正しく話をもっていくということと，時系列に整理された事実を中心に議論を進めるということです．そのためにも，日常困ったことや心配なことを知り得る限りの事実として記録する習慣を保護者に勧めると良いと思います．抽象的な言葉を用いて感情的に担任や学校を非難するような言説を並べると，保護者がクレーマー扱いされてしまいます．あくまで事実に基づいて子供のために有効な支援策を講じてほしいということを冷静に主張する必要があります．

⑥ 巡回相談

都道府県や政令指定都市のレベルでは，巡回相談制度と専門家チームを設定しています．巡回相談は学校からの要請に基づき直接学校を訪問して実態把握や評価をし，子供たちの指導内容や支援のあり方について助言や指導を行います．また，専門家チームは教育委員会の職員，特別支援学級教員，特別支援学校教員，心理学の専門家，医師などから構成され，学校からあげられた事例についての専門的な立場からの意見を提示したり助言したりするものです[15]. おそらく自治体によって組織のあり方や活動内容は異なり，巡回相談員と専門家チームが重複していることもあります．

教育委員会が主導する巡回相談以外にも巡回相談制度は各種あります．先に記した保育所等訪問支援制度もありますし，保育所・幼稚園が主たる対象となる，厚生労働省主導の巡回支援専門員整備事業もあります．特別支援学校が独自に展開する支援制度もあります．自治体によって運営の仕方は異なり，それ

---

*12：もちろん，そんな学校ばかりではありません．見事な動きをする素晴らしい学校も数多くあります．

ぞれの活動を互いに連携が取れるようにしている場合もあります.

　学校園で生じている問題への根本的対応の中心となるものは，保育や教育現場の環境整備であり指導方法の工夫です．私自身，学校園から助言を求められることはしばしばあり，その都度何か考えられることをお答えするようにしています．しかし，よく考えれば保育や教育の方法論について学校園が医師に助言を求めるのは本末転倒です．やはり，保育者や教師とともに考え彼らを支援できる可能性が最も高いのは保育者や教師自身です．そういう意味で，子供への接し方や指導がうまくいかず問題が生じているときは，できるだけ早く各種の巡回相談制度を利用することを勧めたほうが良いと思います.

Ⓓ その他

　10年，20年前に比べると発達障害児を支援する枠組みはずいぶん整ってきていると感じます．ただ，まだまだ不十分な点は多いです．不十分さが際立つ領域の一つは，療育や支援の最先端の理論や技術がなかなか普及しないことです．近年では，自閉スペクトラム症児の支援を中心に，客観的な成果を確認できる多くの支援方法が開発されています．しかし，国内でそのような最新の理論や手技を実際に行っているのは，ほとんど大学などの研究機関に限られています．発達障害児支援に関連する研究や活動を精力的に行っている大学が近くにないか，ぜひ調べておくと良いと思います．そして，運良くそのような大学や研究機関がみつかれば，機会を作ってそこの研究者と連絡を取り合えるようにすると良いでしょう.

　自分が診療する地域にはどのような患者や家族の会があるのかも調べておくと役立ちます．日本自閉症協会をはじめ，患者自身や家族の会がいろいろあります．全国組織であっても地域によって活動の活発さが異なりますし，特定の地域に根差した活動もあります．患者・家族の会の良さは自分とよく似た境遇にある人たちと交流できることです．医師や児童発達支援施設の職員など，専門性のある人に相談できることにも意味があるのですが，それ以上に比較的似た問題を有する子供を育てた経験のある人同士でつながることに救われる保護者は多いです.

文　献

1 ）キャロル・グレイ：お母さんと先生が書くソーシャルストーリー™. 服巻智子（訳），クリエイツかもがわ，2006.
2 ）杉山尚子，島宗理，佐藤方哉，他：行動分析学入門. 産業図書，1998.
3 ）P.A.アルバート，A.C.トルートマン：はじめての応用行動分析 日本語版第 2 版. 佐久間徹，谷晋二，大野裕史（訳），二瓶社，2004.
4 ）日本児童青年精神医学会：一般社団法人日本児童青年精神医学会認定医.〈https://child-adolesc.jp/nintei/ninteii/〉（2024年 6 月アクセス）
5 ）内山登紀夫：障害児支援の質の向上を図るための各種支援プログラムの効果検証のための研究.〈https://mhlw-grants.niph.go.jp/system/files/report_pdf/202018026A-sokatsu.pdf〉（2024年 6 月アクセス）
6 ）厚生労働省：障害児支援施策.〈https://www.mhlw.go.jp/stf/seisakunitsuite/bunya/0000117218.html〉（2024年 6 月アクセス）
7 ）e-Gov法令検索：児童福祉法〈https://elaws.e-gov.go.jp/document?lawid=322AC0000000164〉（2024年 6 月アクセス）
8 ）厚生労働省：放課後等デイサービスガイドライン.〈https://www.mhlw.go.jp/file/05-Shingikai-12201000-Shakaiengokyokushougaihokenfukushibu-Kikakuka/0000082829.pdf〉（2024年 6 月アクセス）
9 ）e-Gov法令検索：公立義務教育諸学校の学級編制及び教職員定数の標準に関する法律.〈https://elaws.e-gov.go.jp/document?lawid=333AC0000000116〉（2024年 6 月アクセス）
10）文部科学省：2. 特別支援教育の現状.〈https://www.mext.go.jp/a_menu/shotou/tokubetu/002.htm〉（2024年 6 月アクセス）
11）文部科学省：「障害に応じた通級による指導の手引 解説と Q&A（改訂第 3 版）」（文部科学省 編著）より抜粋.〈https://www.mext.go.jp/tsukyu-guide/institutional/index.html〉（2024年 6 月アクセス）
12）文部科学省：(3) 知的障害.〈https://www.mext.go.jp/a_menu/shotou/tokubetu/mext_00803.html〉（2024年 6 月アクセス）
13）文部科学省：(7) 自閉症・情緒障害.〈https://www.mext.go.jp/a_menu/shotou/tokubetu/mext_00807.html〉（2024年 6 月アクセス）
14）文部科学省：特別支援教育について 第3部 学校用（小・中学校）.〈https://www.mext.go.jp/a_menu/shotou/tokubetu/material/1298167.htm〉（2024年 6 月アクセス）
15）文部科学省：特別支援教育について 第2部 教育行政担当者用（都道府県・市町村教育委員会等）.〈https://www.mext.go.jp/a_menu/shotou/tokubetu/material/1298163.htm〉（2024年 6 月アクセス）

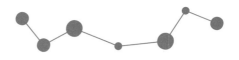

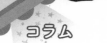

　　　　就学の悩み

　発達障害を伴う幼児の診療をしていると，毎年夏を過ぎる頃から，子供の就学に際して通常学級を選ぶか特別支援学級を選ぶか，そして特別支援学級であれば知的障害者対象特別支援学級が良いか自閉症・情緒障害者対象特別支援学級が良いかで悩む親が増えます．

　クラスの選択を進める過程で私が最も問題と感じていることは，教育委員会や学校園の保護者の扱いです．私は保護者に対して丁寧な説明をする自治体をみたことがありません．どの自治体でも保護者に対して「どの学級を希望しますか？」とざっくりとした質問を投げかけるだけです．そのため多くの保護者は自分たちで責任をもって結論を出さないといけないと考え，冒頭に述べたように迷いに迷うことになります．しかし，学校で実際の教育指導に携わったこともない多くの保護者にとっては判断に必要な情報があまりにも不足しています．

　相談に来た保護者が子供の就学に際してどの学級を選べば良いのか悩んでいるときに，各学級の制度的な特徴を説明したうえで，私はどの親にも同じことを伝えています．それは，就学前に親が学級選択で迷うことや責任を背負い込むことは損だからやめたほうが良いということです．何故なら，実際に入学した後にうまくいくかどうかを就学前に予測することは不可能だからです．生徒数の多寡や学習指導要領に沿った教育をするかどうかという要因は重要なことです．しかし，それだけで入学後に建設的な学校生活が待っているかどうかは決まりません．担任のスキルの良し悪しや同じクラスの子供たちとの相性など，さまざまな偶然の要因で子供にとって良好な学校生活が実現するかどうかが違ってくるのです．選択したクラスが子供に合っているのかどうかは結局入学してみないとわかりません．おそらく教育者にさえ確信をもった予測はできないのではないかと思います．ましてや教師でもない一般家庭の親にどのクラスが自分の子供に適しているのか判断できるはずがありません．予測不可能な状況で決断させても保護者には酷です．

保護者がかなり確信をもっていえることは，子供に楽しく学校に通ってほしい，もっている力に見合ったことを学んでほしい，自分に対する自信を深めてほしいという漠然とした願いだけではないでしょうか．どのように子供を教育・指導するかという具体的方法を考えることは教師や学校などの教育側の仕事です．就学について相談されたとき，私はいつも保護者にこのように伝えています．「学級選択で悩むことはやめにして，そのエネルギーを使って教育委員会や学校に質問すれば良いのですよ．それぞれのクラスを選択するときに予測できるあなたのお子さんにとってのメリットとデメリットは何ですか，結論として教育委員会や学校としてのおすすめは何ですかと，納得いくまで質問しまくれば良いのですよ」と．そして，拙い例え話を付け加えます．「病気をして病院を受診したときに，医者が大した説明もせずにAの薬とBの薬と手術のどれがいいですか？と無邪気に聞いてきたら腹が立つでしょう．それぞれの治療法の利点欠点を説明し，医者としてはどれを勧めるのかまで聞かないと決めようがないですよね．クラスの選択は教育の方法論なのだから，まず教育側が主体的に計画を立て，それを保護者が納得できるように説明するべきです．きちんと説明されて初めて保護者は納得して受け入れるかどうかを判断できますよね」

　2013年の学校教育法施行令の一部改正において文部科学省は就学先の決定に際しては市町村教育委員会が「本人・保護者に対し十分情報提供をしつつ，本人・保護者の意見を最大限尊重し」決定することが必要であると解説しています[1]．すなわち，単に保護者の意見を尊重すれば良いわけではないのです．保護者が自らの意見をもてるようにするための十分な情報提供が必要なのです．

文　献

1）文部科学省：学校教育法施行令の一部改正について（通知）．2013.
　　〈https://www.mext.go.jp/a_menu/shotou/tokubetu/material/1339311.htm〉（2024年6月アクセス）

第 **4** 章

発達障害について
さらに知る

1 障害とは何か

　ここからは，発達障害という枠組みを超えてそもそも障害とは何かということについて説明します．現在，国際的な障害の定義は国際生活機能分類（International Classification of Functioning, Disability and Health：ICF）でなされています[1]．したがって，ICFの考え方に沿って障害とは何かということを説明しようと思います．

　ただその前に，日本語の「障害」に対応する英語は何かという話を簡単にしておきます．実は，日本語で「障害」と訳す英単語には複数のものがあります．そして，それぞれ意味が異なります．面倒と感じられるかもしれませんが，障害とは何かということを考えるときに日本語の「障害」が示す意味は一つではないということが欠かせない知識になりますので，避けて通ることができません．

　私たちは日常，何気なく「障害」という言葉を使います．一般の方の日常生活における雑談ではそれほど言葉の定義にこだわらなくても良いかもしれません．しかし，多様な意味をもつ曖昧な言葉を教育，保育，福祉，医療などの現場で無自覚に使っていると，互いに話が噛み合わなくなります．ですから，私たちが職務として援助しなければならず，そのためのスキルを身につけなければいけない「障害」とはどのような意味をもっているのか，ということを厳密に理解しておく必要があります．

　日本語で「障害」と訳す英単語でまず押さえておきたい言葉は"disability"と"impairment"です．いずれもこれから説明するICFのモデルの中で用いられています．「障害を理由に差別してはいけない」とか「障害のある人もない人も共に暮らせる共生社会を目指しましょう」といった表現をするときに用いる「障害」はICFで定義される"disability"のことで，包括的な概念です．今後，この文章で断りなく「障害」という言葉を使うときは"disability"の意味での「障害」です．"impairment"は「機能や形態の障害」を意味します．つ

まり，"disability" よりも狭い概念です．この他に「障害」と訳される英語の言葉に "disorder" と "handicap（社会的不利）" があります．"disorder" については p.189 の「補足」で説明します．"handicap" についてはここでは触れません．

　さて，ICFで定義される障害（disability）とはどのようなものかを説明します．図9にICFの考え方を示します．人には，ある「健康状態」における「心身機能・身体構造」というものがあります．そして，その状態における「活動」や「参加」の状況があります．「活動」とは個人による課題や行為の遂行のことを意味し，歩く，物を持つ，投げる，話す，食べる，といったことを意味します．「参加」とは生活・人生場面への関わりのことで，より社会的な意味を帯びます．友達との会話に参加する，余暇活動やスポーツに参加する，学校での勉強に参加する，仕事に参加する，といったことが考えられます．例えば，脳梗塞という健康状態において，脳の構造が変化して四肢の麻痺や失語症のような心身機能の問題が生じるかもしれません．そして，歩いて移動できないとか話せないというような活動の制限が生じ，仕事を辞めざるを得ないとかスポーツを楽しめないといった参加の制限が生じているかもしれません．

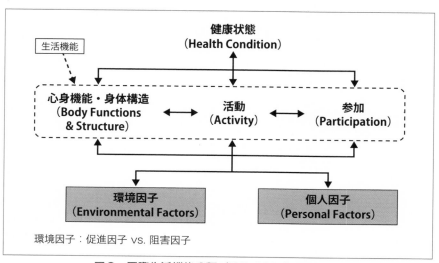

図9　国際生活機能分類（ICF, 2001）のモデル

先ほどの**図9**の真ん中に並んでいる「心身機能・身体構造」，「活動」，「参加」の三つの要素を包括する概念を「生活機能」といいます．人が生活する状態を総合的に表したものです．生活機能は生活している人の状態をプラス面からみた概念であり，人が健康的かつ建設的に生きる力，と考えても良いかもしれません．同じものをマイナス面からみた包括的概念が障害（disability）です．言い換えれば，生活機能が強く低下した状態が障害です．つまり，障害は生活機能に含まれる三つの要素すべてが問題を呈している状態です．単に心身機能・身体構造に問題が生じている状態（impairment）を障害と呼ぶわけではありません．活動や参加も制限されているのです．すなわち「障害（disability）」とは，生活する中で自分一人の力では十分に活動し参加することができていない状態なのです．むしろ，心身機能・身体構造の問題よりも十分に活動できないことや参加できないことのほうが，さまざまな権利が侵害されるという意味で問題です．このような状態にある人たちの権利を守るために，他の人たちと同じように活動や参加が可能となるような援助が必須といえます．「障害は個性」などという言葉のあやで済ませられる状態ではありません．

　各要素の間にある矢印は双方向になっていることに留意してください．一方的な因果関係にはなっていないからです．例えば，仕事や友達との交流ができないという参加の制限によって運動量が減り，筋力の低下や関節拘縮という心身機能や身体構造の変化が生じ一層活動が制限され，これらの過程の結果として健康状態にうつ病が加わる，というような逆向きの影響が生じることもあるのです．

　ICFモデルでは生活機能に大きな影響を与える二つの背景因子を用意しています．それは，**図9**の下の部分に示された「環境因子」と「個人因子」です．環境因子には気候風土，住む家，道路，階段などの物理的環境が含まれます．しかし，それだけではなく本人と接する人々とその人たちがもっている能力や資源，その人たちの取る態度などの社会的な要素も環境に含まれます．また，医療や福祉制度のようなサービスや制度や政策も含まれます．環境因子は生活機能を向上させる「促進因子」と低下させる「阻害因子」に分けることができます．例えば，下肢に麻痺があり歩行に制限を受けている人がいるとします．その人は階段しかない建物では二階に上がることができず，活動や参加が制限

されることになります．階段しかないという環境が阻害因子です．もしエレベーターが備わると，建物の二階以上に上がることが可能となり活動や参加の制限が少なくなります．この場合，エレベータが整備されることが促進因子です．

　個人因子とは，個人の人生や生活の特別な背景です．例えば，性別，年齢，生育歴，教育歴，職業，性格，家族の有無などは個人因子に含まれます．ICFの解説には特に書かれていませんが，個人因子と環境因子の境界は曖昧です．体の大きさ，力の強さ，性格やものの考え方という本人の内面など，本人自身の特徴といえるもの以外は環境因子ともみなせるので，個人因子とも環境因子ともいえるものが多いと思います．個人因子も生活機能にさまざまな影響を与えますし，逆に生活機能からの影響を受けることも多いです．また，環境因子と個人因子相互の影響も考えられます．

　先に，障害とは生活機能をマイナス面からみた概念であり，心身機能・身体構造，活動，参加の三つの要素すべてに問題がある状態だと説明しました．そして，ここまで説明してきましたように生活機能のすべての側面に環境因子と個人因子が影響します．環境因子と個人因子のあり方によって障害の程度がより強くなることがありますし，逆に障害の程度が軽くなることもあります．つまり，心身機能・身体構造の問題があるだけで障害になるわけではないのです．障害といえるかどうかや障害の程度は心身機能・身体構造という本人固有の条件によって決まるわけではなく，その人が暮らす環境との兼ね合いによって決まります．つまり，障害は個人に固有の属性ではなく，個人と環境との関係性によって決まる状態像なのです．仮に，目の見えない人が非常に良い環境に恵まれ，何らストレスを感じることなく思い通りに活動し参加することができていれば，もう障害とはいえません．もちろん，これは現状では大変難しいことではありますが．ここまでのことをまとめると，次のように障害をまとめられるのではないかと思います．

障害とは，個人と環境の相互の関係で決まる状態像である．
・独力で十分に活動できない．
・独力で十分に参加できない．

つまり，障害とは日常生活で困っている人のことといえば良いのではないでしょうか．ICFによる障害概念をより理解するには障害の「個人モデル」と「社会モデル」について知っておく必要があります．障害モデルとは，障害というものをどのような概念として捉えるかを表したものです．個人モデルとは障害を個人の問題として捉える考え方で，別名医学モデルとも呼びます．このモデルでは，障害は病気や外傷などたまたま個人に生じた悲劇的な原因によって生じるとみなし，その対処はもっぱら専門職（例：医師，理学療法士）による治療と考えます．一方で社会モデルは，障害とは個人の問題ではなく，個人のニーズを考慮した適切なサービスを提供しない社会によって作られると考えます．したがって，障害への対処は，その個人が社会へ完全に参加することに必要な環境の変更を，社会全体の共同責任で用意することになります．ICFは心身機能・身体構造の問題という個人モデルの要素を含みながらも，活動や参加の制限をもたらす環境因子の問題（社会的障壁）を解消する必要性を指摘する社会モデルを統合したものとなっています．

　障害を伴う人を支援するとき，心身機能・身体構造に直接働きかける方法があります．例えば手術，理学療法，薬物療法によって障害の程度が軽減することはあります．しかし，心身機能・身体構造への働きかけのみによって著しく状態が改善することはあまりありません．また，心身機能・身体構造に働きかける手段が極めて限られていることもよくあります．障害の種類にもよりますが，多くの場合に支援の主体は環境因子への介入ということになります．

　このICFのモデルはあらゆる障害に当てはまるものです．しかし，発達障害を理解するうえでとりわけ有用です．なぜなら，発達障害では環境因子の変化に伴う生活機能の変化が大きいからです．うまく環境因子を調整することで，生活機能が大きく改善することが期待できます．小児期に特に重要な環境因子は家庭と学校園です．その中でキーになる因子は保護者と担任の先生です．発達障害としての特性がそれほど強くなく，二次障害も併存していない子供であれば，担任の先生の接し方を工夫するだけでほとんど何の問題もない生活を送ることができる子供もいます．逆にいえば，もともとはそれほど問題が大きいわけではないのに担任の不適切な指導の結果，生活の困難さが激増する子供もいるのです．

さて，ICF は世界保健機関（WHO）で採択されたものですから，日本で障害について考えるときにも基本的には ICF に沿う必要があります．ただ，単純にそうなっているともいえない現状があります．その背景の一つとして，「障害」という言葉の問題があります．別に漢字を使うことが適切かどうかという話題をここで取り上げるつもりはありません．「障害」という言葉が何を意味するかという本質的な問題についてです．この章の冒頭に説明しましたように，日本語の「障害」は多義的です．先に述べた通り，この文章で「障害」という言葉を使うときには原則として ICF で規定される障害（disability）を意味しています．しかし，日本語の「障害」には ICF でいうところの心身機能・身体構造の障害（impairment）の意味があります．むしろ一般の方にはそのイメージのほうが強いのではないかと思います．

　ICF の考え方を取り入れているはずの現在の日本の法令でも，単に「障害」と記すときには心身機能・身体構造の障害（impairment）を意味します[2]．ICFの考え方がまったく反映されていないわけではありません．それはかろうじて「障害者」の定義に表れています．障害者基本法[3] では「障害者」は，「身体障害，知的障害，精神障害（発達障害を含む．）その他の心身の機能の障害（以下「障害」と総称する．）がある者であつて，障害及び社会的障壁により継続的に日常生活又は社会生活に相当な制限を受ける状態にあるものをいう．（促音表記は原文ママ）」と定義され，社会的障壁という概念を取り入れています．ただ，「障害とは，個人と環境の相互の関係で決まる」という観点が不足しており，ICF の考え方からは後退した印象を否めません．「障害者」という用語にも問題があります．障害者とか障害児と表記することで，どうしても障害を個人が置かれた状態ではなく個人に固有の属性とする印象が強くなります．「障害」を ICF の考えに基づいた disability の意味を示す言葉と明確に定義し，不利な状況に置かれた人たちのことは「障害者」ではなく「障害をもつ人」や「障害を伴う人」と表現するか，もしくは障害を個人の属性と誤解されないような新しい用語を用意する必要があると思います．

・補　足

　この補足では "disorder" の意味での「障害」について解説します．ここま

で説明したことには少しごまかしがあります．本書のメインテーマは発達障害の診療ですので，ここで説明されている障害（disability）は発達障害やそれに含まれる自閉スペクトラム症，注意欠如多動症それぞれを指し示していると思われた方が多いのではないでしょうか．

しかし，ICD-11でもDSM-5-TRでも自閉スペクトラム症はautism spectrum disorderですし，注意欠如多動症はattention–deficit/hyperactivity disorderです．このように，個々の診断名に該当する英語名称にはdisorderが使われています．

ところが，日本ではdisorderも「障害」と訳されることが多いので混乱のもとになります．精神医学の対象は疾患か否かを明確にできない状態が多く含まれることから，あえて疾患（disease）や疾病（illness）という言葉を避けてdisorderという言葉が診断名として用いられています．したがって，disorderは疾患や疾病に匹敵する概念としてICFのモデルでは「健康状態」に含まれるものであり，disabilityの意味での障害とは異なります．

話が複雑になりましたが，子供たちの支援者としてはdisorderの意味での障害ではなくdisabilityの意味での障害に注目する必要があります．例えば自閉スペクトラム症と注意欠如多動症が併存する子供は大勢います．この場合，自閉スペクトラム症と注意欠如多動症それぞれに対応する二つの障害（disability）が存在するわけではありません．二つのdisorderを背景とする一つの障害（disability）があり，それに対して援助が必要なのです．

なお，disorderは疾患や疾病のように明確な概念ではなく，disabilityの意味である障害との類似性があります．DSM-5-TRには「臨床的に意味のある苦痛，または社会的，職業的，または他の重要な領域における機能の障害を引き起こしている」ときに限り障害（disorder）として診断すると説明されています．

このことを考慮すると，科学的，医学的にはっきりと規定される疾患や疾病と異なり，disorderに該当するかどうかはその人の現実の生活の状況によっても左右されることになります．これは，ICFで規定される障害（disability）に通じる考え方です．したがって，子供たちを支援するときには単純にICFのモデルを発達障害に当てはめて考えても良いのではないかと思います．

2 発達障害とは何か

　発達障害という言葉が最初に用いられたのは，ジョン・F・ケネディ氏が大統領であった頃（1960年代初頭）のアメリカです．当初は主に知的障害を指す言葉でした．しかし，次第に拡張され，知的障害のみならず，自閉症，脳性麻痺，てんかんまで含める広範な概念となりました．つまり，長期にわたり発達の問題が持続するような状態を広く含む言葉なのです．日本でも，小児医学領域では長年この意味で発達障害という言葉を使用してきました．しかし，このように説明されると，違和感をもたれる方も多いのではないでしょうか．現在，日本で一般の方やマスコミが発達障害という言葉を用いるとき，ほとんどはもっと狭い意味で使っているのではないかと思います．

　2005年4月に施行された発達障害者支援法[4]では，発達障害を「自閉症，アスペルガー症候群その他の広汎性発達障害，学習障害，注意欠陥多動性障害その他これに類する脳機能の障害であってその症状が通常低年齢において発現するものとして政令で定めるものをいう」と定義してあります．おそらく現代の日本において，発達障害という言葉はこの発達障害者支援法での定義と近い意味で使っている人が多いと思います．

　この定義で注目していただきたい重要なポイントが二点あります．

　一点目は，広汎性発達障害（最近では自閉スペクトラム症という診断名に変わりつつあります），学習障害（最近では限局性学習症），そして注意欠陥多動性障害（最近では注意欠如多動症）の三病型が発達障害の核となる診断概念であるということです．

　二点目は，発達障害の病型は上記の三病型だけではないということです．それは定義の中の「その他これに類する脳機能の障害であってその症状が通常低年齢において発現するものとして政令で定めるものをいう」という文章に表れています．この「政令で定めるもの」がいまひとつ不明瞭なのですが，発達障害者支援法施行令[5]と発達障害者支援法施行規則[6]という二つの政令で具体が

記されています．発達障害者支援法施行令では言語・協調運動の障害があげられ，発達障害者支援法施行規則では心理的発達・行動および情緒の障害が含まれることが記述されています．発達障害者支援法施行令と発達障害者支援法施行規則には具体的な診断名は記載されていませんが，ICD-10を参照すればわかります．核となる三つの病型（広汎性発達障害，学習障害，注意欠陥多動性障害）も含めてICD-10の心理的発達の障害（F80-F89）と小児期および青年期に通常発症する行動および情緒の障害（F90-F98）に具体的な診断名がリストアップされています．大雑把に分けても14種類の障害病型を含みます．ここではその詳細には触れませんが，発達障害は多くの病型を含むということは強く認識すべきです．核となる三病型に限っても，それぞれが意味することはまったく違います．保育者や教師には「発達障害」という一言でその子供の特徴を表現できるかのように話す人がよくいます．一般の方ならそれでも良いのですが，職業的に発達障害児を支援する人であればそのような大雑把な理解では心許ないなと思います．

　なお，第2章—2（p.52）で述べましたように，DSM-5-TRでは神経発達症群（**表1**〈p.54〉参照）が発達障害児支援法で定義する発達障害におおむね該当します．

3　合理的配慮

　ICFモデルの説明の際にも指摘しましたが，発達障害児支援で最も重要なことは本人が生活している環境の整備です．発達障害児の支援は発達障害を「治す」ことではありません．そのような特性をもっていても建設的に生活できるような環境を整備することが大切なのです．その際に重要なキーワードが「合理的配慮」です．

　子供たちが生活する場は保育所，幼稚園，こども園，小中学校などです．学校園に障害のある子供が在籍しているときに何が必要になるのでしょうか．このことを，教育行政を中心に解説したいと思います．保育所，こども園であっても基本的な考え方は変わりません．2006年12月に教育基本法が改正され，以下の条項が付け加えられました[7]．

> 国及び地方公共団体は，障害のある者が，その障害の状態に応じ，十分な
> 教育を受けられるよう，教育上必要な支援を講じなければならない．
> （第4条第2項）

　つまり，少なくとも公立の学校園は障害のある子供が十分な教育を受けられるように支援を講じなければいけないのです．これは具体的にはどのようなことを意味しているのでしょうか．2005年の中央教育審議会答申[8]には以下のような記述があります．

> 「特別支援教育」とは，障害のある幼児児童生徒の自立や社会参加に向け
> た主体的な取組を支援するという視点に立ち，幼児児童生徒一人一人の教
> 育的ニーズを把握し，その持てる力を高め，生活や学習上の困難を改善又
> は克服するため，適切な指導及び必要な支援を行うものである．

ここでポイントとなるのは,「一人一人の教育的ニーズ」に対して適切に指導するように求めていることです.この答申は,もう一つ重要な提言をしています.それは,通常学級に在籍する子供に対しても,個々の教育的ニーズに沿った支援をすることが求められているということです.つまり,特別な教室や特別な学校に在籍する場合だけ配慮を求められるのではなく,教育現場のあらゆる場面で障害のある子供に適切に対応することが求められているのです.

　さて,以上のようにすべての学校現場では障害のある子供に対して必要な支援,あるいは適切な指導をしないといけないことになるのですが,一体どういう考え方でどの程度のことをせねばならないのでしょうか.それを考えるうえでのキーワードが,障害者の権利に関する条約[9]に登場する「合理的配慮」です[*1].

　特別支援教育に関連した教育基本法をはじめとする,教育に関する法令が整備されたのは,2011年8月に改正された障害者基本法[11]に沿ったものにするためです.そして,教育関連法令のみでなくすべての法令が障害者基本法に沿うように整えられてきました.さらに,このような障害者に関連する法令・制度の大掛かりな整備が行われてきた背景として,2006年12月に国連総会で採択され,2008年に発効した障害者の権利に関する条約の存在があります.日本はこの条約に2007年9月に署名し,2014年1月20日に締結しています.この条約に矛盾することがないように,締結に向けて何年もかけて法令の整備が進められてきたのです.

　障害者の権利に関する条約では「障害に基づくいかなる差別もなしに,すべての障害者のあらゆる人権及び基本的自由を完全に実現することを確保し,及び促進すること」を締約国に義務付けています.そして障害を有する人が地域社会に完全に包容(inclusion)され,自立して生活できるようにする処置を締約国に求めています.教育に関しても障害のある人を包容する教育制度(インクルーシブ教育システム)の構築を義務付けています.障害のある人が人権およ

＊1:「合理的配慮」の元になった英語は"reasonable accommodation"です.訳語を「配慮」とすることで,障害者側が主体ではなく社会側からの一方的な配慮と誤解されやすいという問題が生じ,別の訳語のほうが良いのではないかという議論があります.例えば,小林・原田[10]をご参照ください.

び基本的自由を享有し行使するうえで必要となるものは合理的配慮です．障害者の権利に関する条約において合理的配慮の否定は差別とみなされています．

条約では，合理的配慮について次のように説明しています．

「合理的配慮」とは，障害者が他の者との平等を基礎として全ての人権及び基本的自由を享有し，又は行使することを確保するための必要かつ適当な変更及び調整であって，特定の場合において必要とされるものであり，かつ，均衡を失した又は過度の負担を課さないものをいう．

日本の学校教育において，合理的配慮とはどのように定義されているのでしょうか．

2012年7月に中央教育審議会初等中等教育分科会が作成した「共生社会の形成に向けたインクルーシブ教育システム構築のための特別支援教育の推進（報告）」[12] では，共生社会の形成に向けた重要な理念としてインクルーシブ教育システムを位置付けています．そして，特別支援教育はインクルーシブ教育システム構築のために必要不可欠なものと位置付けているのです．

特別支援教育の基本的考え方はすでにご説明しましたように，「子供一人一人の教育的ニーズを把握し，適切な指導及び必要な支援を行う」というものです．この「適切な指導及び必要な支援を行う」ことを実現するために必要なものが合理的配慮ということになります．

この報告では，条約での定義をもとに合理的配慮を以下のように説明しています．

本特別委員会における「合理的配慮」とは，「障害のある子どもが，他の子どもと平等に「教育を受ける権利」を享有・行使することを確保するために，学校の設置者及び学校が必要かつ適当な変更・調整を行うことであり，障害のある子どもに対し，その状況に応じて，学校教育を受ける場合に個別に必要とされるもの」であり，「学校の設置者及び学校に対して，体制面，財政面において，均衡を失した又は過度の負担を課さないもの」，と定義した．

具体的な合理的配慮は，一人一人の障害の状態や教育的ニーズに応じて，学校の設置者や学校が個別の子供に対して行うことになります．そして，それを支えるために国や自治体が基礎的な環境整備を行います．個別に合理的配慮を提供するにあたって具体的に何が必要かといえば，個々の障害の状態や教育的ニーズに基づいて決定するため，あらかじめすべてを網羅して明文化することはできません．ただ，合理的配慮を決定する際には，①教育内容・方法，②支援体制，③施設・設備についての三つの観点を踏まえることが必要とされています．有効な合理的配慮が提供できるかどうかについて，①については教師個人のスキルや創意工夫が負うところが大きいと思われます．②については学校園の経営者の力や学校園の文化が大きく関与し，③については行政の役割が大きそうです．ただ，それぞれの観点にさまざまな要素が関与するでしょうし，三つの観点がうまくかみ合う必要がありますので，関係者が互いに協力することが必要になります．一人の子供に対する合理的配慮であっても特定の誰かが単独で背負い込むようなものではないのです．

　合理的配慮の決定においてはICFを活用することが推奨されています．また，設置者および学校が，保護者や本人と可能な限り合意形成を図ったうえで決定・提供されることが望ましいとされています．ICFを活用するということは，障害の性質や困難さの程度は本人固有の特徴と環境との相互作用の中で決まる流動的なものである，という考えが根底にあることを意味します．また，合意形成を重視するということは，合理的配慮というものが一方的に与えられるものではなく，本人や保護者の希望を反映したものにすべきだということです．

　合意形成において特に重要なことは子供本人の意思です．前述のように，合理的配慮は障害を伴う人の権利を擁護する（advocacy：アドボカシー）ために必要なものです．自らの権利を主張し守ることに難しさのある場合には，本人に代わって他者が援助する必要があることは多いと思われます．しかし，権利を護るということから本人の自己選択や自己決定を切り離すことはできません．本人の納得のないままに人から一方的に選択肢を与えられている状態では権利擁護とはいえないのです．障害を伴う子供の権利を護るうえで最も重要なことは，本人が自分自身の権利を擁護すること（self-advocacy：セルフアドボカシー）を支えることです．

とはいえ，これはコミュニケーション能力や自己理解が十分に発達していない発達障害を伴う子供たちにとってはかなりハードルの高いことです．本人の意見をまったく聞かないことは論外ですが，形だけ本人の意見を聞くだけではまったく不十分です．自らの権利を擁護するためには「自分一人でできることと，周りの支援を得てできることがわかる力」と「何を，どのようにしてほしいのかを他者に求められる力」が必要といわれています[13]．個々の具体的問題に対してどう対処するかということだけではなく，自ら権利を擁護する力を身につけられるように長期的に支え成長を促すということも，保育者や教師にとって大切な視点です．

合理的配慮について，見落としてはならないポイントがあります．条約の定義でも中央教育審議会報告の定義でも，「均衡を失した又は過度の負担を課さない」と記述されています．そして，これについては各学校園の設置者および学校園が体制面，財政面を勘案して個別に判断することとされています．ここまで説明してきたように，インクルーシブ教育システムを推進するために合理的配慮を提供することが教育に求められています．しかし，無制限の配慮を求めているわけではないことがわかります．現実的に無理なことまで提供することは求められていないのです．さまざまな状況を勘案し，それこそ「合理的」に合理的配慮をすることが必要なのだと思います．

当事者やその家族の中には，この「均衡を失した又は過度の負担を課さない」という文言が適切な配慮をしないことの言い訳になるのではないかと心配する人もいます．しかし私はそのようなことにはならないと考えています．時間的，人的あるいは予算的制約を超えた支援を学校園および教師に求められないのは当然のことです．ただ，ここまで説明してきたことから明らかですが，学校園および教師は「一切の配慮をしない」とは絶対にいえません．なぜなら，日本の法律では合理的配慮をすることは義務付けられているからです（今までは国や地方公共団体では法的義務で他の事業者では努力義務でしたが，2024年4月からすべての事業者に義務化されました）．学校園および教師は常に合理的に配慮しなければならないのです．

合理的配慮が必須である中で，現在行っている配慮や支援が行き詰まっているときに検討すべきことが少なくとも二つあります．まず，物理的，人的ある

いは予算的制約を本当に超えた「過度の負担」に達しているどうかを検証することです。当然，余裕があればさらなる方策を追加すれば良いのです。もう一つは，現在行っている支援や配慮を，制約の範囲内で変更できないかを検討することです。支援の具体をより有効にするべく微修正したり，成果があがっていない無駄な支援を一度中止したうえで新たな取り組みを工夫したりということは，無限にできるはずです。これこそが「合理的」な配慮なのです。

　特別支援教育における合理的配慮は，一人一人の教育的ニーズに合わせるものです。「自閉症には視覚的支援」，「読字障害にはタブレット端末」というふうにあらかじめ用意された対策を機械的に当てはめていくようなマニュアル的対応ではうまくいきません。現実を客観的に観察することによって集めたデータをもとに柔軟に戦略を練り，一定期間後にその成果や本人の満足度を評価

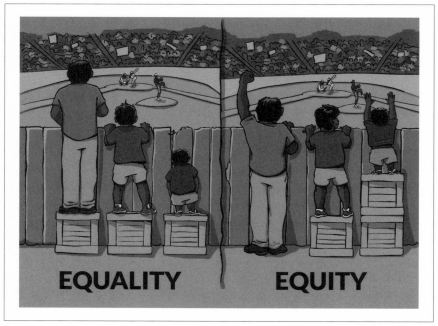

図10　Equality VS Equity
Interaction Institute for Social Change I Artist: Angus Maguire.
〈https://interactioninstitute.org/illustrating-equality-vs-equity/〉

し，本人とも話し合いながら戦略の修正をするというサイクルを持続させることが，合理的配慮を実現するうえでの最も重要なポイントではないかと思います．そう考えると，たとえ制約が大きくても「できることはすべてやりました」といえる状況はありえません．何かしら工夫をする余地は常に残されているはずなのです．

　最後に，合理的配慮を説明する際によく用いられる有名な絵をご紹介いたします（**図10**）．"EQUALITY" は "SAMENESS" のことで平等と訳され，"EQUITY" は "FAIRNESS" を表し公正と訳されることが多いです．左側の図（EQUALITY）では三人に平等に一個ずつ箱が配られています．しかし，ゲームを見物し楽しむという機会は平等に与えられているかといえばそうではありません．右端の背の低い子供はゲームを楽しめない状況です．これに対して，右側の図（EQITY）ではそれぞれのニーズに合わせた数の箱が配られているため，三人ともゲーム観戦を楽しむという機会を平等に得ることができています．合理的配慮とは，この図でいうところの "EQUITY" を目指すものなのです．

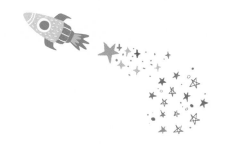

4 さらに勉強するために

　「はじめに」で述べましたが，本書は発達障害診療についての体系的なトレーニングを受けたことがない小児科医が，発達障害児を診療し支援するための具体的イメージをもつお手伝いをするつもりで書きました．発達障害を伴う子供たちを診療し支援することは，正解のない曖昧な世界を手探りで進むことです．原因も病態もはっきりしませんし，これといった目ぼしい医学的治療は乏しいです．保護者や支援者たちにどのような助言をすれば良いのかについてはとりわけ曖昧模糊としています．しかし，すべてが謎に包まれているわけではありません．世界中の多くの専門家による，学問的な根拠を明確にした理論や方法論がたくさんあります．このような知見を，積極的に本を読むことによって知ることができます．そして，その知識は曖昧な世界の中を進むときの羅針盤になります．

　この章では，発達障害診療に活かすことのできるいくつかの書籍を紹介します．私が読んだことがある本の中から選んでいますので，この世の中にある関連書籍の中で最もお勧めの本というわけではありません．カバーする分野もかなり限られています．他にも良い本はたくさんあると思います．図書館や書店で中身を見て，面白そうな本を読んでいけば良いのではないでしょうか．

Ⓐ 診断の土台となるもの

　第2章—2（p.52）に記しましたように，発達障害の診断はアメリカ精神医学会のDSMか，WHOのICDに記載された診断基準に沿って行うことが普通です．そうであれば，DSMやICDの診断基準を記載した書籍を手元に置く必要があります．

①American Psychiatric Association（原著）：DSM-5-TR 精神疾患の診断・統計マ

ニュアル　第5版. 日本精神神経学会（監修，著），髙橋三郎，大野　裕（監訳），染矢俊幸，神庭重信，尾崎紀夫，他（訳），医学書院，2023. ISBN：978-4-260-05218-4.

②World Health Organization：ICD-10 精神および行動の障害　新訂版. 臨床記述と診断ガイドライン. 融道男，中根允文，小見山実，他（監訳），医学書院，2005. ISBN：978-4-260-00133-5.

　診断概念を理解したいのなら，まず真っ先に読むべき本は①です. 身近に閲覧できる場がない場合は購入せざるを得ません. 23,100円と高価なので躊躇されるかもしれませんが，購入されることをお勧めします. 発達障害に含まれる病型を解説している部分は「神経発達症群」の項目にまとめてあります. せいぜい50ページ程度の記述なので，まずは読んでおかれると良いと思います. 発達障害の診療をしていると，その他の精神疾患を考慮せねばならないことはよくあります. その都度，まず読むべき書籍といえます. なお，「DSM-5-TR 精神疾患の分類と診断の手引」（医学書院，2023）はよく似た書名ですが，診断基準のみを載せており，解説がないのでお勧めしません.

　日本の行政では疾患や障害についてはICDを使用しています. したがって，DSM-5による診断名とICD-10による診断名の対応は必要に応じて調べられるようにしたほうが良いと思います. そういう意味では②も発達障害に関する部分（F80-F89およびF90-F98）を，一通り目を通しておくと良いかもしれません. ただ，DSM-5-TRのほうが解説は詳しいので読んで理解しやすいと思います. また，ICDはすでに第11版がWebで公開されており，近いうちに日本でも翻訳版が出版されしだい移行することになります. 発達障害に関連した診断基準は第10版よりもDSM-5-TRに近くなりますので，現状しっかり読むならDSM-5-TRのほうがお勧めです.

⭐B 個々の診断概念についてもっと詳しく知りたいとき

①本田秀夫：自閉スペクトラム症の理解と支援. 子供から大人までの発達障害の臨床経験から. 星和書店，2017. ISBN：978-4-7911-0971-5.

②ローナ・ウィング：自閉症スペクトル．親と専門家のためのガイドブック．久保紘章，佐々木正美，清水康夫（監訳），東京書籍，1998．ISBN：978-4-487-76168-5.

③ウタ・フリス：新訂 自閉症の謎を解き明かす．冨田真紀，清水康夫，鈴木玲子（訳），東京書籍，2009．ISBN：978-4-487-79919-0.

④ラッセル・A・バークレー：ADHDのすべて．山田寛（監修），海輪由香子（訳），ヴォイス，2000．ISBN：978-4-900550-88-9.

⑤榊原洋一，神尾陽子（編著）：発達障害の診断と治療．ADHDとASD．診断と治療社，2023．ISBN：978-4-7878-2534-6.

　①から③は自閉スペクトラム症についての書籍です．①は自閉スペクトラム症の診断概念だけではなく，自閉スペクトラム症を伴う人たちがどのように物事を考えたり感じたりしがちかということや，支援に必要なことはどのようなことかまでわかりやすく解説しています．分厚い本ではなく，最初に読むのに良いかもしれません．②は，少し古い書籍ですが，自閉スペクトラム症を伴う人たちにどのように特徴が認められるのか，家族や周囲の人はどのように接すると良いのか，といったことをとてもわかりやすく説明してある良い本です．ちなみに，自閉症をスペクトラム，すなわち連続的なものとして理解することを最初に提唱した人が著者のウィング先生です．③は自閉症についてできるだけ詳しく知りたいという人にはお勧めします．④は注意欠如多動症に関する書籍です．少し古いですが，注意欠如多動症について，それは一体どういうものか，親や家族はどう接すれば良いのか，学校での対処法，薬物療法など広い範囲にわたり非常に詳しく（難しいという意味ではありません）解説した書籍です．ただ，すでに絶版なので，図書館などで目に留まれば読んでみたら良いと思います．無理に探さなくても，注意欠如多動症に関する本はたくさん出版されていると思います．⑤は最近出版された本ですが，注意欠如多動症と自閉スペクトラム症について，ライフコースに沿った臨床像，併存症，治療だけではなく，基礎研究の最新知見までが要領よくまとめられています．注意欠如多動症と自閉スペクトラム症についてとりあえず詳しく知りたいというニーズにはうってつけの本であり，お勧めです．

⑥サリー・シェイウィッツ：読み書き障害（ディスレクシア）のすべて．頭はいいのに，本が読めない．藤田あきよ（訳），加藤醇子（医学監修），PHP研究所，2006．ISBN：978-4-569-64859-0.

⑦小枝達也，関あゆみ：T式ひらがな音読支援の理論と実践．ディスレクシアから読みの苦手な子まで．中山書店，2022．ISBN：978-4-521-74950-1.

⑧ブライアン・バターワース：なぜ数学が「得意な人」と「苦手な人」がいるのか．藤井留美（訳），主婦の友社，2002．ISBN：978-4-07-228335-6.

限局性学習症（学習障害）は全般的な知能に問題はないのに，文字の読み書きや計算において問題がある状態です．限局性学習症について解説した書籍はあまり多くない印象があります．そして，その多くは文字の読み書きの問題，すなわち発達性読み書き障害（ディスレクシア）について解説したものです．⑥はこの分野の研究の大御所であるシェイウィッツ先生によるものです．しっかりとした学問的研究を背景にしながらも，発達性読み書き障害の特徴が大変わかりやすく説明されています．⑦は発達性読み書き障害の解説だけではなく，評価方法や援助方法についても記載されていることが特徴です．評価方法も援助方法もやる気になりさえすれば（ここが肝心ですが）一般の小学校で簡単に実行できるものです．⑧は発達性算数障害について書かれたもの．発達性算数障害についての情報は限られており，少し古い本ですが貴重な情報源です．このような障害をもった人たちの認知科学的な特徴を詳しく解説しています．ただ，残念ながら絶版となっており，読むことは難しいかもしれません．

ⓒ 併存症 など

①金原洋治，高木潤野：イラストでわかる子供の場面緘黙サポートガイド．アセスメントと早期対応のための50の指針．合同出版，2018．ISBN：978-4-7726-1374-3.

②菊池良和：エビデンスに基づいた吃音支援入門．学苑社，2012．ISBN：978-4-7614-0745-2.

第4章─2（p.191）で説明しましたが，発達障害者支援法で示される発達障害の中には，小児期および青年期に通常発症する行動および情緒の障害（ICD-10：F90-F98）があり，その中に選択性緘黙（場面緘黙ともいう）が含まれます．これは単独で生じることもあるのですが，自閉スペクトラム症に併存することが結構あります．①にはかなり具体的な学校園での対応の仕方がとてもわかりやすく解説されています．

　②は吃音への対応について書かれた本です．この本を読むと，吃音のある子供への支援の考え方は2,30年前に比べてずいぶん変わってきていることがわかります．子供に接する際に親や教師がどのような配慮をすべきかを具体的に書いているだけではなく，吃音の病態生理や治療法の最近の進歩についても説明されています．著者の菊池先生は精力的に吃音に関する情報発信をされており，②以外にもさまざまな著書を出版されています．

③工藤晋平：支援のための臨床的アタッチメント論.「安心感のケア」に向けて．ミネルヴァ書房，2020．ISBN：978-4-623-08442-5.

　発達障害の診療をするならば，類似した臨床像を取りやすいとされているアタッチメントの障害にも当然興味をもつべきでしょう．しかし，正直に述べれば，私はアタッチメントが苦手です．医師が診断する際，よほどの不適切な養育の事実の記録がない限り，子供の現在の行動や心理的問題とアタッチメントを結びつける明確な根拠は通常ありません．非常に曖昧な概念に思えますし，下手にアタッチメントに言及すると親を傷つけかねませんので好きではないのです．

　ただ，この本を読めば，ボウルビーやエインズワースが確立したアタッチメントの概念自体は事実の緻密な観察に基づいていることがわかりますし，アタッチメントの不安定さがその後の発達や行動に影響することが，多数例の観察から客観的に示されていることがわかります．

　現在でも，DSM-5-TRに記載されている反応性アタッチメント症や脱抑制型対人交流症のような明確な規定に合致しない限りは，アタッチメント障害を子供の行動や心理的問題の原因と断定することは控えたいと私自身は考えていま

す．しかしその一方で，アタッチメントは親の養育スタイルや貧困などと同様に，子供の発達や行動，心理的な問題の修飾因子として考慮すべき対象と考えますし，診療の中でアタッチメントに少しでも良好な影響を与えるアプローチを考える必要はあると思っています．

　幼児期，学童期早期の発達障害児を診療するうちはそれほど慌てなくても良いかもしれませんが，コンスタントに発達障害診療を続けているとどうしてもさまざまな精神疾患についての知識が必要となります．特に抑うつ症群，不安症群，強迫症，心的外傷及びストレス因関連症群などは，比較的幼児期や学童期早期に考慮する必要が出ることがしばしばあります．無理に本格的に対応する必要はないと思います．私自身も広く精神疾患を対象とした診療をしているわけではありません．ただ，手に負えなければ専門医につなぐにしても，さまざまな精神疾患の可能性を念頭に置き，ごく初期の対応をするだけでも子供のために貢献できることが増えると思います．ここでは具体的な書籍は紹介しませんが，できるだけ精神科領域の本にも興味をもたれることをお勧めします．

⭐D 応用行動分析関連

①P・A・アルバート，A・C・トルートマン：はじめての応用行動分析　日本語版第2版．佐久間徹，谷晋二，大野裕史（訳），二瓶社，2004．ISBN：978-4-86108-015-9．
②杉山尚子，島宗理，佐藤方哉，他：行動分析学入門．産業図書，1998．ISBN：978-4-7828-9030-1．
③小野浩一：行動の基礎．豊かな人間理解のために．培風館，2005．ISBN：978-4-563-05696-4．

　医療，福祉，保育や教育の現場で発達障害児の支援をする人であれば，応用行動分析は医学的な知識よりも勉強する優先度が高いと私は思っています．診断カテゴリーに関係なく，日常の行動の具体を観察する中で問題を軽減するための方策を考える強力なツールになるからです．①から③は第3章―3（p.140）でも紹介しました．①と②はどちらもわかりやすい入門書です．といっても，

書いてある内容のレベルが低いわけではありません．②のほうが，割り切った明快さがあって理解しやすいかもしれません．ただ，強化子を好子と呼ぶなど多少独特の用語法を用いていることや，出版が古いためか，ゲイを治療するという今では倫理的に首を傾げるような内容もあります．後者の問題を修正した第2版が2023年に出版されています[*2]．最近，応用行動分析に関する書籍は増えているようなので，探せば読みやすいものが他にもいろいろあると思います．③は動物実験のデータも踏まえた行動理論の基礎的な解説がなされています．ある程度応用行動分析の勉強した後でこういう基礎的な本を読むとよりすっきりと理解できるようになると思います．とはいえ，それほど分量の多い本ではありませんし，文章も難解ではありません．なお，③は2016年に改訂版が出ていますので[*3]，そちらを読まれたほうが良いと思います．これらの書籍で応用行動分析の基礎的なことを把握したうえで，最近の新しい自閉症療育の方法論やペアレントトレーニングに関する本へと読み進んでいただけると興味深い世界が広がるのではないかと思います．

④エリック・エマーソン，スチュワート・L・アインフェルド：チャレンジング行動．強度行動障害を深く理解するために．園山繁樹，野口幸弘（監訳），二瓶社，2022．ISBN：978-4-86108-089-0．

　チャレンジング行動（問題行動）への対応は，応用行動分析の価値を認識しやすい領域です．④はチャレンジング行動の生物学的要因や薬物療法についても解説してありますが，やはり対応の基本は応用行動分析です．この本を読むと，チャレンジング行動は周囲にとっては理解できない異常な行動と感じられても，本人にとっては一貫して適応的な行動であることを意識する重要性がわかります．

＊2：杉山尚子，島宗理，佐藤方哉，他：行動分析学入門 第2版．産業図書，2023．ISBN：978-4-7828-9035-6．

＊3：小野浩一：行動の基礎．豊かな人間理解のために 改訂版．培風館，2016．ISBN：978-4-563-05247-8．

⭐Ｅ 療育，ペアレントトレーニング，その他

①佐々木正美：講座自閉症療育ハンドブック．TEACCHプログラムに学ぶ．Gakken，1997．ISBN：978-4-05-400066-7[*4]．

②佐々木正美（編集），内山登紀夫，村松陽子，安倍陽子，他（著）：自閉症のTEACCH実践．岩崎学術出版社，2002．ISBN：978-4-7533-0200-0．

③佐々木正美：自閉症のTEACCH実践②．岩崎学術出版社，2005．ISBN：978-4-7533-0507-0．

　TEACCH（Treatment and Education of Autistic and related Communication handicapped Children：自閉症および関連するコミュニケーション障害を有する子供の治療と教育）はアメリカのノースカロライナ大学を基盤に，ノースカロライナ州全体でなされていた包括的な自閉症援助プログラムです．ここで発展した理論や手法は世界的に広がっており，ノースカロライナ州以外でのTEACCHの応用をTEACCH的手法と呼びます．日本国内でTEACCHという言葉はもっぱらTEACCH的手法を意味する言葉として使われているように思います．

　TEACCHを最初に日本に導入した人が，①～③の編著者である佐々木正美先生です．TEACCHの普及によって日本の自閉症支援は大きく進歩しました．例えば，環境に合わせることを自閉スペクトラム症児・者に強いるのではなく，環境を自閉スペクトラム症児・者に合わせることが大切だということを，多くの支援者が共通の意識としてもてるようになったことはおそらくTEACCHの功績ではないかと思います．個々の具体的なTEACCH的手法もさまざまな局面で役に立つと思います．現在，多くの支援者が普通に口にする構造化や視覚的支援という発想はTEACCHの中で発展したものです．また，②に書いてあるTEACCHの理念はぜひ多くの方に読んでいただきたいと思います．

＊4：2008年に改訂版が出版されています．
　　・佐々木正美：自閉症児のためのTEACCHハンドブック．改訂新版 自閉症療育ハンドブック．Gakken，2008．ISBN：978-4-05-403153-1．

④シンシア・ウィッタム：読んで学べるADHDのペアレントトレーニング．むずかしい子にやさしい子育て．上林靖子，中田洋二郎，藤井和子，他（訳），明石書店，2002．ISBN：978-4-7503-1552-2．

　日本でペアレントトレーニングの概念が一気に広まるきっかけとなった書籍を紹介しておきます．④はタイトルにADHD（注意欠如多動症）とありますが，別に注意欠如多動症に特化した内容ではありません．英語版のタイトルには注意欠如多動症という言葉はなく，ウィッタム先生は扱いにくい子をどう育てるかということを親に助言するつもりで執筆されたようです．一般家庭の親を対象にした内容ではありますが，保育者や教師が基本的スキルとして身につけておくべきことが書かれています．応用行動分析の勉強をしてからこの本を読めばピンときますが，この本の中にはあまり理屈っぽい記載はないものの，明らかに応用行動分析学に立脚した内容です．

⑤キャロル・グレイ：ソーシャル・ストーリー・ブック．書き方と文例．服巻智子（監訳），大阪自閉症協会（編訳），クリエイツかもがわ，2005．ISBN：978-4-902244-37-3[*5]．

　自閉スペクトラム症を伴う子供たちをはじめとして，見通しの悪い子供たちは少し失敗したときや物事が思い通りに動かないときに，酷く悲観的になり，激しいかんしゃくを起こしたりします．世の中はいろいろなことが起き，常に思い通りに動かないものです．しかし世の中というものは悪いことばかりではなく希望も数多くあり，捨てたものではない．こういった考え方を文章で繰り返し教える方法がソーシャルストーリーです．平均的な子供が日々の生活の中で何となく気づくことでも，発達障害児（特に自閉スペクトラム症）でははっきりと言葉で説明してあげたほうが理解しやすく納得できることが多いのです．

＊5：2010年に改訂版が出版されています．
　　・キャロル・グレイ：ソーシャル・ストーリー・ブック〈改訂版〉．入門・文例集．服巻智子（監訳），大阪自閉症協会（編訳），クリエイツかもがわ，2010．ISBN：978-4-86342-053-3．

最後に，本章の「1　障害とは何か」，「3　合理的配慮」に関連した参考図書を紹介しておきます．いずれも医学的なことも現実的な援助方法についても触れていません．しかし，私たちがなぜ障害児・者（発達障害に限らず）を支えていかなければいけないのかという，最も根本的な問題を考えるときに参考になると思います．

⑥上田敏：ICFの理解と活用 第2版（入門編）．人が「生きること」「生きることの困難（障害）」をどうとらえるか．萌文社, 2021. ISBN：978-4-89491-096-6.
⑦川島聡，飯野由里子，西倉実季，他：合理的配慮．対話を開く，対話が拓く．有斐閣, 2016. ISBN：978-4-641-17422-1.
⑧片岡美華，小島道生（編著）：事例で学ぶ発達障害者のセルフアドボカシー．「合理的配慮」の時代をたくましく生きるための理論と実践．金子書房, 2017. ISBN：978-4-7608-2661-2.

文　献

1 ） 厚生労働省：「国際生活機能分類—国際障害分類改訂版—」（日本語版）の厚生労働省ホームページ掲載について．〈https://www.mhlw.go.jp/houdou/2002/08/h0805-1.html〉（2024年6月アクセス）
2 ） 中山忠政：障害者基本法の改正と発達障害—「障害者」の定義をめぐって—．弘前大学教育学部紀要，113：83-91，2015.
3 ） 内閣府：障害者基本法．〈https://www8.cao.go.jp/shougai/suishin/kihonhou/s45-84.html〉（2024年6月アクセス）
4 ） 発達障害者支援法．〈https://www.mhlw.go.jp/web/t_doc?dataId=83aa6591&dataType=0&pageNo=1〉（2024年6月アクセス）
5 ） e-Gov法令検索：発達障害者支援法施行令．〈https://elaws.e-gov.go.jp/document?lawid=417CO0000000150〉（2024年6月アクセス）
6 ） e-Gov法令検索：発達障害者支援法施行規則．〈https://elaws.e-gov.go.jp/document?lawid=417M60000100081〉（2024年6月アクセス）
7 ） 文部科学省：改正前後の教育基本法の比較．〈https://www.mext.go.jp/b_menu/kihon/about/06121913/002.pdf〉（2024年6月アクセス）
8 ） 中央教育審議会：特別支援教育を推進するための制度の在り方について（答申）〈https://www.mext.go.jp/b_menu/shingi/chukyo/chukyo0/toushin/05120801.htm〉（2024年6月アクセス）
9 ） 外務省：障害者の権利に関する条約（略称：障害者権利条約）．〈https://www.mofa.go.jp/mofaj/gaiko/jinken/index_shogaisha.html〉（2024年6月アクセス）
10） 小林翼，原田未来：『障害者の権利に関する条約』にある「合理的配慮」の概念について—とくにその訳の仕方に着目して—．山梨障害児教育学研究紀要，第7号：59-69，2013.
11） e-Gov法令検索：障害者基本法．〈https://elaws.e-gov.go.jp/document?lawid=345AC1000000084〉（2024年6月アクセス）
12） 初等中等教育分科会：共生社会の形成に向けたインクルーシブ教育システム構築のための特別支援教育の推進（報告）．〈https://www.mext.go.jp/b_menu/shingi/chukyo/chukyo3/044/attach/1321669.htm〉（2024年6月アクセス）
13） 片岡美華，小島道生（編著）：事例で学ぶ発達障害者のセルフアドボカシー．「合理的配慮」の時代をたくましく生きるための理論と実践．金子書房，2017.

コラム　意識的な社会的技術

　小児科医になる人は子供が好きな人ばかりというイメージが世間にはあるかもしれません．しかし，必ずしもそんなことはないということは小児科医ならよく知っていることです．実際，私も子供が好きではありませんでした．ではなぜ小児科医（細かくこだわると小児神経科医ですが）になったのかというと，子供相手ならあまり喋らなくて良さそうだという非社交的な理由が大きかったのです．大学生の頃，私は親しくない人と話すことがめっぽう苦手でした．だから，なるべくならあまり話さなくても仕事ができそうな進路を選びたいと考えていました．特に女性と話すことが苦手で，産婦人科や女性の患者が多い膠原病を専門とする診療科には進みたくありませんでした．いかに暗い青春時代を送っていたのかがよくわかる悲しい逸話です．

　さて，小児科医になってから自分の間抜けさ加減に気がつきました．考えれば当たり前のことですが，小児科医はかなり喋らないといけません．幼い子供が一人で受診するはずはなく，必ず親か祖父母か，世話を焼いている大人が付いて来ます．しかも，圧倒的に母親，つまり女性が多いのです．結果的に，多くの女性と喋りまくりながら今日に至ります．おかげで，今では仕事に関する話や事務的な話ならまったく臆することなく女性と話すことができます．むしろ男性よりも女性のほうが話しやすいかなと思っているくらいです．ただし，相変わらず何の目的もない雑談は苦手です．

　いくら苦手意識があったとはいえ，大人相手の，しかも仕事の上での話なら小児科医になってしばらくすればそれなりにできていました．何しろ患者の家族は医師の話を聞こうとしてくれますし，結構気も使って話を合わせてもくれます．こちらとしては，最低限礼儀を失しないことに気をつけておけば，まあ仕事が成立する程度の話はできていました．意外なことに問題は子供でした．特に苦労したのは乳児です．話さなくて良いから楽だろうなんてとんでもない話でした．彼らは泣きます．遠慮のかけらもありません．1mmたりとも気遣いをみせる素振りはないのです．

世間のイメージ通り，子供が大好きな小児科医もいます．そのような医師は何の躊躇もなく赤ちゃんに近づき，あろうことかいきなり抱き上げたりもします．子供が好きな医師からは赤ちゃんを安心させるオーラでも出ているのか，赤ちゃんも抱かれて平気な顔をしています．ところが私の場合は，赤ちゃんと顔を合わせるだけで相手の表情は固くなります．距離を縮めるともう半泣きで，赤ちゃんに手を伸ばせば7割，8割の赤ちゃんは泣いてしまいます．乳児の診察で重要なスキルの一つは，いかに泣かさないかということです．学生実習のときに小児科の指導医が最初に教えることの一つに「口の中の診察は最後にしろ」というのがありました．これも泣かさないための配慮です．泣かれると聴診器は役立たずで邪魔なだけの管に化してしまうし，目の動きも見られないし，手足の運動能力も確認できないし，口の中も十分見られないしで，もう仕事になりません．泣き喚く赤ちゃんを見ながら，よく考えずに小児科医の道を選択したことを後悔することもありました．

　さすがに，いつまでも途方に暮れているわけにはいきません．四苦八苦するうちに，いろいろ工夫の余地があることに気がつきました．まず発見したことは，親に抱かれて赤ちゃんが診察室に入ってきたとき，目を合わせないようにすると泣きにくくなるということです．診察前の乳児の挙動から得られる情報も多いのでまったく見ないわけではありませんが，目を合わせないようにするだけで恐怖感が喚起されにくくなるようです．このことに気づいてからは，赤ちゃんが入室後しばらくは，まるで本人には関心がなく親と会話したいだけという振りをするようにしました．今から思えば，赤ちゃんが診察室や医師に慣れてくる時間を稼ぐということに加え，会話しているうちに親がリラックスしだすことにも意味があるのではないかと思います．一般的に乳児は新規な場面に遭遇したときに親の様子に注目し，親が用心していると自分も怖がるし，親が安心していると自分も安心します．社会的参照と名付けられた現象です．

すぐに目を合わさないことの次に考え出したことは，赤ちゃんにおもちゃを渡すことです．親と会話をしている間に赤ちゃんが次第に落ち着いてくると，好奇心を表に出しキョロキョロあたりを見回すようになります．このようなタイミングで親と会話を続けながらおもちゃを渡します．おもちゃとして私が愛用していたのは紙切れです．紙はどこでも必ず手に入るので使いやすい．そのままそっと差し出すこともありますが，赤ちゃんの目の前でビリビリと小さな短冊に切って見せたり，息を吹きかけて揺らしたり，丸めて小さな玉を作ったりして赤ちゃんが一層興味をもてるようにします．知らない人の前で激しく泣くので困るということは人見知りが始まっているわけで，おおよそ生後半年を超えています．この時期を過ぎるとかなり自由にものを手にとって遊べるようになります．したがって，紙切れに興味をもてば積極的に手に取ろうとしだします．1歳の誕生日が近くなれば丸めた紙を指先でつまんだり，薄い紙を両手でそれぞれつまんで引っ張ったりもします．こうやって遊ばせることで赤ちゃんを安心させられるだけではなく，手先の器用さを中心に運動機能の評価を同時に行うことができます．

　かなり落ち着いていた赤ちゃんでも，実際に触ったり聴診器を当てたりしだすとやおら泣き始めることがよくあります．ここで何とかできないかとひねり出したのが，診察直前に診察道具で遊ばせる方法です．特に使いやすいのは聴診器でした．赤ちゃんの前でぶらぶらと振り子のように振り注目を引きつけたうえで「はい，どうぞ」とベル（聴診器の先にある，体に当てる部分）を差し出すと，多くの乳児はベルを手に取ろうとします．しばらく触らせたうえで「ちょうだい」と手を伸ばすと，1歳に近い赤ちゃんであれば返してくれることが多いです．こうやって聴診器に慣れた後だと，無事に聴診を開始できることが多いのです．ここまで来ればお腹を触ったり，手足を触ったり，打鍵器で膝や足首を叩いたりと，無事に診察が進められることが多くなります．

私は方法を「考える」ことで，乳児との付き合い方がずいぶんうまくなりました．しかし，何も考えずにすっと赤ちゃんを抱き上げるタイプの人と比べると膨大な時間を費やしたことになりますし，それでもなお赤ちゃんとの間に壁のない人のレベルには至っていません．例外的な反応を示す赤ちゃんがいれば咄嗟にうまい対応ができないことも多いです．また，もっとうまい方法があるのかもしれませんが，一度やり方を決めてしまうとなかなか新しいアプローチを取り入れることができません．ひょっとしたらこれらの方法の何かがむしろ私と赤ちゃんの距離を縮めることの障害になっていたとしても，そこに気づくことができません．癪に触ることには，戸惑うことなく赤ちゃんを抱き上げるタイプの人たちは私の苦労なんて気づきもしません．このように書いていくと，似たような話があることに思い当たります．自閉症を伴う人たちが社会に入り暮らしていく苦労というのは，こういうことなのかもしれません．

索 引

日本語索引

★ 著者略歴 ★

おぎの たつや
荻野竜也

小児科専門医, 小児神経専門医, 医学博士.

1958 年 兵庫県生まれ. 1983 年 岡山大学医学部卒業. 1987 年 岡山大学大学院医学研究科修了. 岡山大学病院小児神経科, 松山赤十字病院小児科, 真備中央病院小児科などで臨床に従事. 並行して, 岡山大学医学部, 中国学園大学子ども学部子ども学科, 中国学園大学大学院子ども学研究科などの教育機関で教育・研究に携わる. 1999 年に発達障害の専門外来を開始し, 2018 年 4 月からは福山市こども発達支援センターで発達障害診療に専念するようになり, 現在に至る.

［所属学会］日本小児科学会, 日本小児神経学会, 日本児童青年精神医学会, 日本神経心理学会, 認知神経科学会, 日本赤ちゃん学会

発達障害診療の道しるべ

2024 年 7 月 20 日　1 版 1 刷 　　　　　　　　　　©2024

著　者
おぎの たつや
荻野竜也

発行者
株式会社 南山堂　代表者 鈴木幹太
〒113-0034　東京都文京区湯島 4-1-11
TEL 代表 03-5689-7850　www.nanzando.com

ISBN 978-4-525-38271-1

A3827110101-A